Münnich

Therapie-Tools
Körperbildstörungen bei Kindern und Jugendlichen

E-Book inside auf psychotherapie.tools

Mit dem untenstehenden Download-Code erhalten Sie dieses Buch als E-Book im PDF-Format. Hierfür ist eine Registrierung auf www.psychotherapie.tools notwendig:

1. www.psychotherapie.tools/e-book-inside öffnen.
2. Code eingeben.
3. Auf »Freischalt-Code einlösen« klicken. Der Code ist einmal gültig.
4. Im Warenkorb auf »Zur Kasse« klicken und Vorgang nach Login abschließen.

Das E-Book steht Ihnen in Ihrem Kundenkonto unter »Mein Material« zur Verfügung. Es ist ausschließlich für den persönlichen Gebrauch einer einzelnen Person bestimmt.

Für Institutionen und Teams bieten wir gestaffelte Mehrplatz-Lizenzen an, die sich an der Zahl Ihrer Nutzer:innen orientieren. Kontaktieren Sie uns unter vertrieb-psychotherapie.tools@beltz.de und sichern Sie sich Ihre Mehrplatz-Lizenz!

VUAX9DTP8E

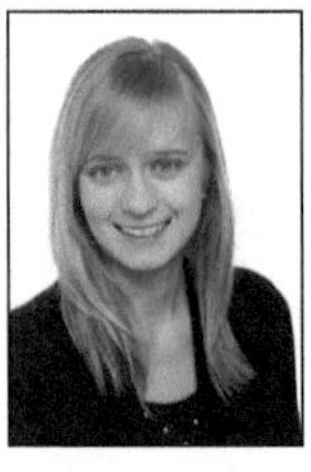

M. Sc. Psychologin Marny Münnich ist Psychologische Psychotherapeutin mit dem Schwerpunkt Verhaltenstherapie. Sie arbeitet als wissenschaftliche Mitarbeiterin am Lehrstuhl Klinische Psychologie und Psychotherapie von Frau Prof. Dr. Martin an der Bergischen Universität Wuppertal. Ihr therapeutischer Schwerpunkt liegt insbesondere in der Behandlung von Störungen aus dem schizophrenen Formenkreis. Ihr wissenschaftlicher Fokus liegt aktuell im Bereich des Körperbildes und den damit assoziierten Störungen. In ihrer Freizeit schreibt sie Lyrik und Prosa mit diversen Veröffentlichungen in unterschiedlichen Verlagen und Medien.

Marny Münnich

Therapie-Tools Körperbildstörungen bei Kindern und Jugendlichen

Mit E-Book inside und Arbeitsmaterial

BELTZ

Marny Münnich
muennich@uni-wuppertal.de

MIX
Papier | Fördert gute Waldnutzung
FSC® C089473
www.fsc.org

Dieses Buch ist erhältlich als:
ISBN 978-3-621-29114-9 Print
ISBN 978-3-621-29155-2 E-Book (PDF)

1. Auflage 2024

Beltz Verlagsgruppe GmbH & Co. KG
Werderstraße 10, 69469 Weinheim
service@beltz.de

Lektorat: Anja Pilsl
Umschlagbild: Lina Marie Oberdorfer
Herstellung: Victoria Larson, Sonja Droste
Satz: WMTP Wendt-Media Text-Processing GmbH, Birkenau
Druck und Bindung: Beltz Grafische Betriebe, Bad Langensalza
Beltz Grafische Betriebe ist ein Unternehmen mit finanziellem Klimabeitrag (ID 15985-2104-1001).
Printed in Germany

Weitere Informationen zu unseren Autor:innen und Titeln finden Sie unter: www.beltz.de

Inhalt

Verzeichnis der Arbeits- und Informationsblätter 6
Vorwort 9
Hinweise zur Arbeit mit diesem Buch 11

Einführung 12

1 Ressourcen in der Arbeit mit dem Körperbild 16

2 Körperbildstörungen als Herausforderung annehmen 36

3 Körperbildstörungen auf verschiedenen Ebenen: Emotion, Kognition, Verhalten, Perzeption 61

4 Emotionsregulation im Rahmen von Körperbildsorgen 92

5 Respekt einfordern und Selbstrespekt fördern 108

6 Embodiment – ein Zusammenspiel von Körper und Seele 120

7 Neue Körpererfahrungen sammeln 141

8 Den Körper aus anderen Perspektiven betrachten lernen 160

Literatur 173
Bildnachweis 175

Verzeichnis der Arbeits- und Informationsblätter

1 Ressourcen in der Arbeit mit dem Körperbild 16

AB 1	Mein Körper und ich	19
AB 2	Über Mobbingerfahrungen sprechen	21
AB 3	Stärke zeigen bei Mobbing	23
AB 4	Immer in Bestleistung	25
AB 5	Vorbild sein – Vorbild werden	27
AB 6	Was andere über Schönheit denken	28
AB 7	Die wertvollste Briefmarke	30
AB 8	Flaschenpost gefunden	31
AB 9	Das sieht mir ähnlich	32
AB 10	Vogelkunde	34
AB 11	Giraffenstarke Sprache	35

2 Körperbildstörungen als Herausforderung annehmen 36

AB 12	Rückenwind	40
AB 13	Federleicht	42
AB 14	Trotzdem zu sich stehen	43
AB 15	Gesunder Umgang mit Gefühlen	45
AB 16	Um Verzeihung bitten	46
AB 17	Sicherer Selbstwert	47
AB 18	Ehrlich vergeben	49
AB 19	Schutzbedürfnisse	50
INFO 1	Informationen für Eltern bei Gewichtsveränderungen	51
AB 20	Vorbildfunktionen	53
AB 21	Entschuldigung an sich selbst	55
AB 22	Boden im Fass	56
INFO 2	Informationen zur Selbstfürsorge	57
INFO 3	Informationen zur eigenen Körperhaltung	59
INFO 4	Informationen zu Mitgefühl	60

3 Körperbildstörungen auf verschiedenen Ebenen: Emotion, Kognition, Verhalten, Perzeption 61

AB 23	Schutzmauer	64
AB 24	Schuldgefühle überwinden: Zwei Seiten der Medaille	66
AB 25	Dem Ekel auf der Spur	67
AB 26	Drei Lupen	69
AB 27	Narben und Verwundungen	72
AB 28	Der Vorsichts-Modus	73
AB 29	Auf Spurensuche	74
AB 30	Aufmerksamkeitslenkung	75
AB 31	Wertfreie Malerei	77
AB 32	Sicher ist sicher, oder doch nicht?	79

AB 33	Sicher auftreten	81
AB 34	Gefühle in Bewegung	83
AB 35	Vergleiche mit anderen	85
AB 36	Rückzugsverhalten	87
AB 37	Posts an mich selbst	89
AB 38	Angemessene Sichtweise	90
AB 39	Eine Frage der Bedeutung	91

4 Emotionsregulation im Rahmen von Körperbildsorgen 92

AB 40	Gedankenspaghetti	95
AB 41	Blitzschnelles Gedanken-Tennis	96
AB 42	Körperlicht	98
AB 43	Körpergefühlestrand	100
AB 44	Der weise Blick	101
AB 45	Gut atmen	102
AB 46	Wohl-Gefühle trainieren	103
AB 47	Ich baue ein Schloss für mich	104
AB 48	Fürsorge trainieren	105
AB 49	Im Schutz der Giraffen	107

5 Respekt einfordern und Selbstrespekt fördern 108

AB 50	Regeln für den eigenen Raum	110
AB 51	Körpergrenzen zeigen	111
AB 52	Selbstmut	112
AB 53	Respekt einfordern	113
AB 54	Was tut dem Körper gut?	115
AB 55	Ein gutes Team	116
AB 56	Hilfe in jeder Lage	117
AB 57	Im Gleichgewicht	118
AB 58	Comments kommen in die Tonne	119

6 Embodiment – ein Zusammenspiel von Körper und Seele 120

AB 59	Ankerpunkte	123
AB 60	Selbstumarmung	125
AB 61	Haltung zu sich selbst	127
AB 62	Haltung bewahren	128
AB 63	Einzigartig	129
AB 64	Lustige Körpersprache	130
AB 65	Ziele in der Hand	132
AB 66	Sicheren Fußes zur Zufriedenheit	133
AB 67	Körperschaukel	134
AB 68	Gesichtsakrobatik	136
AB 69	Lustige Grimassen	137
AB 70	Körpergefühle-Skulpturen	138
AB 71	Sorgen abschütteln	139
AB 72	Größe zeigen	140

7 Neue Körpererfahrungen sammeln 141

AB 73	Tierisch gute Körper	144
AB 74	Brief an sich selbst	146
AB 75	Körpertalente	148
AB 76	Auf einen Tanz	150
AB 77	Maulwurfsblick	152
AB 78	Elefantensprache	153
AB 79	Sich die Hände reichen	154
AB 80	Trosthände	155
AB 81	Vertrauenssache	156
AB 82	Willkommensgefühle	157
AB 83	Lebensfreude wie ein Clown	158
AB 84	Der richtige Riecher	159

8 Den Körper aus anderen Perspektiven betrachten lernen 160

AB 85	Entwicklung Schritt für Schritt	162
AB 86	Verkleidungszauber	164
AB 87	Auffällig gut!	165
AB 88	Briefwechsel mit Narben	166
AB 89	Entwicklungsschritte	168
AB 90	Trans-It	169
AB 91	Verkleidungswünsche	170
AB 92	Ruhe bewahren	171

Vorwort

Bindung, Leistung und Macht sind grundlegende Motive und Antriebsquellen des Menschen. Das Gefühl von Bindung ist dabei ein zentrales Merkmal von Säugetieren. Hierbei gibt es mehrere Möglichkeiten, diese grundlegenden positiven Gefühle zu erfahren. Ein Weg führt dabei über den Körperkontakt.

Das »Bindungshormon« Oxytocin, das dabei ausgeschüttet wird, sorgt dafür, dass wir uns wohl fühlen. Es stärkt das Vertrauen, sodass Stress herunter reguliert wird und der Mensch sich entspannen kann. So kann er gesund bleiben und neue Kräfte sammeln, um den Anforderungen des Alltags gewachsen zu sein.

Manchmal jedoch kommt es vor, dass uns diese wichtige Ressource nicht vollständig zugänglich ist. Das kann zum einen durch körperliche Erfahrungen geschehen, die wir als nicht angenehm erlebt haben. Hier ist das Kontinuum weit – mit weitreichenden Folgen. Denn diese Erfahrungen sind in unserem Körpergedächtnis gespeichert. Ein kleiner Teil unseres Gehirns, die Amygdala, die als eine Art Wächterin verstanden werden kann, beginnt dann aufgrund dieser Erfahrungen, mit Gefühlen wie Angst, Scham oder Ekel Alarm zu schlagen: »Vorsicht!« – und das lieber einmal zu viel als wenig. Der Körper ist dann dadurch im Dauerstress, um mögliche ähnliche bedrohliche Erfahrungen frühzeitig erkennen zu können.

Zum anderen können Probleme, Ressourcen wie Bindung nicht vollständig nutzen zu können, nicht nur durch negativen, sondern auch durch fehlenden oder mangelnden Körperkontakt zustande kommen. Beobachten wir Menschen, die leichter Körperkontakt zulassen können oder einen besseren Zugang zum eigenen Körper und zu dem anderer Personen haben, kann das frustrieren. In der Folge kann es passieren, dass wir unsere Bewertung anpassen und Körperkontakt nicht mehr so eine große Bedeutung beimessen, damit wir die Diskrepanz zwischen dem, was wir brauchen und dem, was wir bekommen, nicht mehr so stark wahrnehmen. So bekommen andere Bedürfnisse eine größere Relevanz und wir konzentrieren uns auf das, was uns bleibt: die Erfüllung der Bedürfnisse von Leistung und Macht. Nicht selten zeichnen sich Personen mit körperbildassoziierten Störungen durch mangelnde oder belastende Bindungserfahrungen und im Gegensatz dazu durch eine hohe Leistungsbereitschaft und Perfektionismus aus. Typisch für diese Störungsgruppe sind zudem Rigidität und Kontrollverhalten, die als ein Ausdruck von Macht verstanden werden können.

Das ist schade, denn eigentlich liegen uns die Fähigkeiten zur Bindung und gutem Körperkontakt in der Natur. Und auch, wenn sich das Körpergedächtnis an vieles erinnern kann, hat es doch die Fähigkeit, Neues in Form von heilsamen Erfahrungen dazuzulernen. Denn der Mensch strebt danach, sich glücklich, ausgewogen und zufrieden zu fühlen. Diese Gefühle entstehen genau dann, wenn wir uns und unseren Köper gut behandeln und ihn gut behandelt wissen!

Hierfür können wir uns die Prozesse zu Nutze machen, bei der uns unser Körper unterstützt: Zwar können bei ungünstigen oder schädlichen Einflüssen Unstimmigkeiten in Bezug auf unseren Körper und unser Körperbild entstehen. Dann probieren wir alles, um unangenehme Gefühle zu vermeiden – zu dem Preis, dass wir lieber auf gute Erfahrungen mit unserem Körper verzichten, wenn wir dadurch vermeintlich Schlimmeres verhindern können. Aber öffnen wir uns erneut für neue und gute Erfahrungen mit unserem Körper, spüren wir unmittelbar die Anziehung, die von dieser gesunden Zufriedenheit ausgeht. Und wir wollen mehr davon! Wir wollen mehr von den Dingen tun, die zu diesem gesunden Zustand beitragen und ihn aufrechterhalten.

Als Psychotherapeutin und Mensch bin ich davon überzeugt, dass Therapie ohne Körper nicht möglich ist. Wir können die Seele nicht alleine heilen – wo der Körper doch der Zeuge all ihrer Erfahrungen ist, die zu ihrem Zustand von Leiden und Beeinträchtigungen geführt haben. Insbesondere in der Therapie von Körperbildstörungen darf und sollte der Körper seinen Platz einnehmen – nicht zuletzt weil er ab und an die Leinwand darstellt, auf der die Seele das abbildet, was sie nicht erzählen kann. Oft kann der Körper sogar eine weitaus aktivere Rolle einnehmen: Er kann uns als Co-Therapeut in der Therapie zur Seite stehen und als körperlich erfahrbare Hilfe mit in die Therapie eingebunden werden. Denn letztlich können wir nur mit unserem Körper zusammen neue und korrigierende Erfahrungen sammeln – jene, die uns zu einem gesünderen Blick auf uns und unseren Körper befähigen.

Als Psychotherapeutin nehme ich dazu eine Haltung ein, an der Patient:innen sich selbst aufrichten lernen können. Indem wir als Psychotherapeut:innen mit unseren Patient:innen, mit ihrem Leiden und all jenen Erfahrungen, die sie gemacht haben, aufrichtig sind, können sie mit sich selbst aufrichtig sein. Dabei wissen wir als Behandler:innen, dass es uns nicht möglich ist, alte Erinnerungen einfach zu löschen – denn dafür ist der Körper mit seinem Gedächtnis ein wahrer Körper-Gedächtniskünstler. Aber das ist auch nicht das, worauf Therapie abzielen sollte und kann. Therapie kann einen Raum schaffen, das zu betrauern, was zu betrauern ist. Um fehlende oder negative Erfahrungen, unsere Körperbiographie und uns als Menschen zu würdigen. Auf dieser Grundlage kann Therapie dann Orientierung und Möglichkeiten für das bieten, was wir nun verändern können. Als Therapeut:innen können wir die uns anvertrauten Menschen ein Stück begleiten, um neue und korrigierende Erfahrungen zu machen.

Das sind in der Therapie von Körperbildstörungen – insbesondere bei unseren allerjüngsten Betroffenen – jene Körpererfahrungen, die die Ressourcen zur Bindungsfähigkeit zu anderen und zu sich selbst wieder zugänglich und nutzbar machen. »Hallo Körper, schön, dass du da bist!«, ist die Haltung, die sich von der therapeutischen zur eigenen Haltung entwickeln darf.

Denn mit niemand anderem ist man länger verbunden als mit seinem eigenen Körper. Daher ist es umso wichtiger, sich dazu zu befähigen, dass Körper und Seele gut zusammen leben.

Aus dieser psychotherapeutischen Perspektive und Haltung sind diese Tools erwachsen – und tragen vielleicht im Kleinen dazu bei, dass Kinder und Jugendliche zu körperzufriedenen Menschen heranwachsen können.

Hierbei bedanke ich mich beim Beltz-Verlag für die Herausgabe der Therapie-Tools »Körperbildstörungen bei Kindern und Jugendlichen«, die eine Möglichkeit darstellen, Betroffenen zu helfen. Besonderer Dank gilt Frau Anja Pilsl, die als Lektorin den Prozess mit ihrem feinen Gespür für Wort und Gefühl begleitet und mir in diesem, wie auch in allen anderen gemeinsamen Projekten, eine sehr geschätzte Kollegin ist.

Zudem bedanke ich mich bei Frau Prof. Dr. Alexandra Martin für ihren feinfühligen Boden, auf dem meine Seele tanzen und vertrauen lernen darf und bei Frau Gabriele Dinkhoff-Awiszus für ihre Wurzeln, die mich auf meinem Weg als Therapeutin und als Mensch immer halten und begleiten werden.

Wuppertal, im Juli 2024 *Marny Münnich*

Hinweise zur Arbeit mit diesem Buch

Orientierung

Icons. Um sich auf den Materialien zurechtzufinden, sind diese mit verschiedenen Icons ausgestattet, mithilfe derer Sie sofort erfassen können, für welche Zielgruppe das jeweilige Arbeits- oder Informationsblatt gedacht ist:

T **»Therapeut:in«:** Dieses Icon kennzeichnet, dass das Arbeitsblatt von den Therapeut:innen selbst verwendet werden soll.

K **»Kind«:** Mit diesem Icon ausgezeichnete Arbeitsblätter werden den jüngeren Patient:innen zur Bearbeitung ausgehändigt.

J **»Jugendliche:r«:** Mit diesem Icon ausgezeichnete Arbeitsblätter werden den jugendlichen Patient:innen zur Bearbeitung ausgehändigt.

E **»Eltern«:** Mit diesem Icon ausgezeichnete Arbeitsblätter werden den Eltern zur Bearbeitung ausgehändigt. Bei Kindern und Jugendlichen, die in der stationären Jugendhilfe oder Pflegefamilien untergebracht sind, können diese Materialien von den primären Bezugspersonen genutzt werden.

»Wie sag ich's?«: Hier werden Anleitungen gegeben, die die Therapeut:innen ihren Patient:innen vorsprechen können.

Genderneutrale Sprache. Wir verwenden den Gender-Doppelpunkt (z. B. Psychotherapeut:innen, Patient:innen). Dadurch sollen möglichst alle Menschen einbezogen und angesprochen werden. Auf Materialien, die sich direkt an Kinder und Jugendliche richten, wurde in diesem Buch ein einfacherer Stil ohne Sonderzeichen verwendet.

Bezugspersonen. Wir versuchen, einen einfacheren Stil mit möglichst wenigen gleichbedeutenden Aufzählungen zu vermeiden. Daher verwenden wir in diesem Buch »Eltern«, »Bezugspersonen«, »nahestehende Personen«, »Vertrauenspersonen«, »Bindungspersonen« synonym und gleichwertig.

Einführung

Warum ist die Behandlung von Körperunzufriedenheit wichtig?

Die Unzufriedenheit mit dem eigenen Körperbild ist definiert als das subjektive Gefühl der Unzufriedenheit mit dem eigenen körperlichen Erscheinen (Littleton & Ollendick, 2003; Wood et al., 1996). Körperunzufriedenheit kann bereits ein Problem bei jungen Kindern darstellen (Tatangelo, 2016). In Konfrontation mit dünnen Puppen zeigt sich bereits bei Kindern im Alter von fünf Jahren eine erhöhte Körperunzufriedenheit (Dittmar et al., 2006). Kurvige oder einfach nur normalgewichtige Puppen als realitätsnahe »rolemodels« in die Kinderzimmer zu bringen, scheint daher ein notwendiger Schritt in die richtige Richtung. Denn bereits im Vorschulalter präferieren Mädchen (52 %) und Jungen (44 %) dünner in Relation zum eigenen Körper sein zu wollen (Ambrosi-Randic, 2000). Insbesondere die frühe Jugend und Jugend stellen dann eine sehr vulnerable Phase dar, in der das Körperbild eine wichtige Rolle in der Entwicklung der eigenen Identität einnimmt (Vartanian & Haryward, 2020).

Die Unzufriedenheit mit dem eigenen Aussehen ist von hoher Relevanz, weil sie die physische und psychische Gesundheit beeinträchtigen kann. Ein negatives Körperbild steht insbesondere im Zusammenhang mit dem Risiko für psychische Störungen aus dem Essstörungsbereich (Bun et al., 2012). Hierzu zählen die Anorexia Nervosa, die Bulimia Nervosa und die Binge Eating Störung. Körperunzufriedenheit spielt aber auch bei der Körperdysmorphen Störung eine wichtige Rolle. Bei der Störung nehmen die Betroffenen an, dass ihr Körper oder bestimmte Körperbereiche entstellt oder hässlich seien. Die Körperdysmorphe Störung ist gekennzeichnet durch erhebliche psychosoziale Beeinträchtigungen, die Verwendung maladaptiver Strategien zur Gedankenkontrolle und durch ein hohes Maß an verschiedenen negativen Emotionen wie Scham und Ekel (Kollei et al., 2012).

Körperbild – was ist das überhaupt?

Unter Körperbild versteht man das Bild, das man sich selbst von seinem Körper macht. Aufgrund der mentalen Repräsentation des Körpers können Personen Zufriedenheit oder Unzufriedenheit in Bezug auf ihren Körper empfinden. Aus kognitiv-behavioraler Perspektive stimmen die meisten Studien dahingehend überein, dass das Körperbild die Erfahrung des eigenen Körpers ist. Körperbildstörungen stellen hierbei ein multifaktorielles Konstrukt dar und können sich auf kognitiver, emotionaler, perzeptiver und verhaltensbezogener Dimension manifestieren und aufgrund wechselseitiger Beeinflussung zu klinisch relevantem Leiden und Beeinträchtigungen führen (Cash, 2004; Martin & Svaldi, 2015). Körperbildstörungen äußern sich dementsprechend auf Wahrnehmungs-, Gedanken-, Gefühls- und Verhaltensebene. Charakteristisch hierfür sind Wahrnehmungsverzerrungen, Fehleinschätzungen und Unsicherheiten in Bezug auf den eigenen Körper. Gedanken sind meist intrusiv, selbstabwertend und schwer kontrollierbar (Schieber & Martin, 2016). Betroffene denken, sie seien hässlich, unattraktiv und wertlos (Phillips, 2005) und messen diesen Gedanken eine höhere Bedeutung und Relevanz bei. Dysfunktionale Grundannahmen in Bezug auf den eigenen Körper manifestieren sich, die nur schwer oder gar nicht infrage gestellt werden können. Auf Gefühlsebene erleben Betroffene soziale Angst, Wut, Ärger, Aggression und Schuld (Kollei et al., 2012), aber vor allem auch Ekel und Scham (Kollei & Martin, 2010a). Auf Verhaltensebene zeigen Betroffene Vermeidungs- und Kontrollverhalten (Veale & Neziroglu, 2010), das zu sozialem Rückzug führen kann. Ein ungünstiger Kreislauf entsteht, weil Betroffene keine anderen Erfahrungen machen und ihre Annahmen über ihren Körper nicht widerlegen können. Der Kreislauf unterstreicht die Notwendigkeit, Körperbildsorgen ernstzunehmen – und das bereits frühzeitig, um ihrer Manifestation in klinisch relevantem Leiden vorzubeugen. Denn nicht selten kommt der Wunsch nach einer kosmetisch-chirurgischen Behandlung auf (Buhlmann et al., 2010), von der sich Betroffene ein Ende ihres Leidens und ihrer Beeinträchtigungen versprechen. Bereits bei

Kindern und Jugendlichen (10–19 Jahre) zeigt sich der Wunsch nach kosmetisch-chirurgischen Eingriffen (53,7%), eine hohe Rate komorbider Störungen (71,5%) sowie früherer oder aktueller Selbstverletzung (52,1%) bis hin zu Suizidversuchen (11%) (Rautio et al., 2020). Da die Körperdysmorphe Störung auch als »Schamkrankheit« (Kollei & Martin, 2010b) bezeichnet wird, sind die Hürden groß, therapeutische Hilfe in Anspruch zu nehmen. Für Kinder und Jugendliche gilt das einmal mehr, da sie sich aus Schamgefühl nicht immer unmittelbar an ihre Bezugspersonen wenden.

Welche Faktoren beeinflussen das Körperbild?

Das Körperbild entwickelt sich relativ früh im menschlichen Leben und wird vor allem vom sozialen Miteinander beeinflusst und geprägt. Zum einen kann sozialer Druck – im Klassenverbund, unter Peers aber auch in sozialen Medien – einen Einfluss auf das Bild nehmen, das Kinder und Jugendliche von ihrem Körper haben. Aussehensbezogene Hänseleien in der Jugend haben signifikante Effekte auf Körperbildsorgen (Menzel et al., 2010). Aber auch die medialen Körperdarstellungen tragen zu einer Idealisierung von Körperform und Körpergewicht bei (Ryding & Kuss, 2020). Hänseleien in der Kindheit treten ebenso häufig auf und gehen mit Beeinträchtigungen von zwischenmenschlichen Funktionsfähigkeiten einher (Ledley et al., 2006). Hierbei werden Körperideale geformt, vermittelt und durch sozialen Druck verinnerlicht.

Besondere Bedeutung bekommt dies durch den steigenden Konsum sozialer Medien, in denen Körperbilder unter Verwendung digitaler Filter optimiert werden (Cohen et al., 2018). Sie vermitteln eine einseitige und wenig diverse Auffassung von Schönheit. Insbesondere Kinder und Jugendliche lernen am Modell und können noch nicht unterscheiden, welches Modell gut oder weniger gut ist. Sie orientieren sich daher an Bildern, die die Realität nicht mehr abbilden und kommen in einen Konflikt zwischen einem Idealbild und dem eigenen körperlichen Erscheinen. Vergleiche mit einer makellosen Version seiner Selbst und der Vergleich mit makellosen Versionen von Freunden und Freundinnen werden möglich, ohne dass Kinder und Jugendliche hierbei differenzieren können. Denn in sozialen Medien wird meist das »beste Selbst« durch nachbearbeitete oder gestellte Fotos dargestellt, bei denen Vergleiche mit Gleichaltrigen möglich werden, und von dem Wunsch nach Aufmerksamkeit, Bestätigung und Anerkennung angetrieben werden (Chua & Chang, 2016). Letztendlich gehen diese auch auf Unsicherheit und ein geringes Selbstwertgefühl zurück. Erfahren Kinder und Jugendliche auch noch Abwertung oder Lob für ihr Aussehen, ob nun in der realen Welt oder innerhalb von Social Media, birgt dies ein Risiko für körperbildassoziierte Störungen. Insbesondere dann, wenn der eigene Selbstwert nicht aus verschiedenen Quellen gewonnen, sondern nur noch aus dem optischen Erscheinen gezogen wird. Hierbei stellt die Pubertät eine äußerst verletzliche Phase dar. Körperunzufriedenheit und Selbstwert sind stark miteinander korreliert – bei Mädchen und Jungen in der Jugend gleichermaßen (van den Berg, 2010). Es ist also nicht verwunderlich, dass körperbildassoziierte Störungen meist in der Adoleszenz beginnen (Phillips, 2001). Deswegen ist es wichtig, bereits Kindern ein gutes Selbstwertgefühl mit auf ihren Lebensweg zu geben, denn es kann die Angst vor negativer Bewertung durch andere reduzieren, sie schon frühzeitig stark machen und so Störungen vorbeugen.

Gerade die Familie ist ein wichtiger Ort, an dem Kinder und Jugendliche ihr Selbstwertgefühl stärken können. Denn die Familie ist das erste soziale System, in dem sie Erfahrungen mit ihrem eigenen Körper machen, den Umgang mit ihrem Körper lernen und Einstellungen und Wertevorstellungen entwickeln. Erwachsene können hierbei ein Vorbild für Selbstkritik wie auch für Selbstakzeptanz sein und einen direkten sowie indirekten Einfluss auf die Körperwahrnehmung von Kindern und Jugendlichen nehmen. Denn diese orientieren sich an Vorbildern: Wird ein guter, fürsorglicher Umgang dem Köper vermittelt und vorgelebt, können Einstellungen und Bewertungen sich selbst und dem eigenen Körper gegenüber positiv beeinflusst werden.

Wie wir als Erwachsene Vorbilder sein können

Kinder orientieren sich – das gilt auch im Hinblick auf das Körperbild (Riciardelli, 2000). Als Eltern, Berater:innen oder Therapeut:innen können wir Kindern und Jugendlichen ein Vorbild sein, das sie »körperstark« machen wird! Zum einen, indem wir ihnen zeigen, wie wertschätzend wir selber mit unserem eigenen Körper umgehen und zum anderen, indem wir wertschätzend mit den Körpern unserer Kinder umgehen. Wir leben ihnen vor, was sie verinnerlichen sollen: Aus einem »Du bist mir wichtig, ich akzeptiere und liebe dich so wie du bist« zu einem »Ich bin mir wichtig, ich gehe freundlich mit mir um und akzeptiere mich so wie ich bin«.

Selbstverständlich können Erwachsene Kinder nie gänzlich vor allem schützen. Insbesondere in Zeiten des medialen Einflusses ist es manchmal schwierig, die sich daraus entwickelnden Vorbilder der Kinder und Jugendlichen infrage zu stellen. Aber wir haben die Verpflichtung, verantwortungsvoll mit unserer Vorbildrolle umzugehen, sodass Kinder ein gutes Bild von ihrem Körper in der Realität bekommen. Und das beginnt mit einem wohlwollenden Blick auf sich selbst und auf die Kinder und Jugendliche. So können sie zu wahren »Offline-Follower:innen« werden und anstelle von unrealistischen Idealen ihren eigenen Idealen folgen – und so zu authentischen und selbstbewussten Menschen heranreifen.

Bedeutsamkeit der therapeutischen Beziehung

Kinder und Jugendliche, die mit ihrem Aussehen unzufrieden sind, haben trotz ihres jungen Alters meist Ablehnung und Ausgrenzung aufgrund ihres Aussehens erfahren. Das kann nicht nur unglücklich, sondern auch unsicher und verletzlich im sozialen Miteinander machen. Daher ist insbesondere in der Therapie eine sichere Bindung wichtig. Sie ermöglicht es Patient:innen, zu explorieren, neugierig auf neue Wege zu werden und Verhaltensänderungen umzusetzen. Der verletzte Körper braucht zunächst genau diesen vertrauensvollen Raum zum Heilen, die ihm inneliegende Seele Trost und Validierung. Ist der Körper dann nicht mehr in Alarmbereitschaft, entspannt sich und fühlt sich sicher, können neue Erfahrungen in diesem guten, neuen Boden Wurzeln schlagen.

Neben dem mangelnden Vetrauen durch ausgrenzende oder abwertende Erfahrungen mit anderen Menschen, kann das soziale Miteinander aber auch deswegen zu einer immer wiederkehrenden Belastung werden, weil Betroffene hier mit ihrem äußeren Erscheinen konfrontiert werden. Das kann zu einer chronischen Belastung führen, weil sich Betroffene in einem permanenten Dilemma befinden: Während Menschen mit einer sozialen Angststörung z. B. soziale Kontakte oder Personen mit Agoraphobie Menschenmengen vermeiden können, ist bei Betroffenen mit Körperdysmorpher Störung die Vermeidung des als aversiv erlebten Reizes nicht so leicht möglich. Denn mit seinem eigenen Körper und seinem eigenen Aussehen ist man unweigerlich verbunden. Und aus der eigenen Haut kommt man nicht so einfach heraus. Eine Flucht aus sozialen Situationen ist zwar möglich, aber eine Flucht vom eigenen Körper ist schier unmöglich. Mit dem eigenen Aussehen in sozialen Kontakten, mit Spiegeln oder Bildern konfrontiert zu sein und keine Möglichkeit zu haben, dem damit verbundenen Leiden zu entkommen, kann frustrieren. Daher können Betroffene in einen Kampfmodus gehen, in dem sie buchstäblich gegen sich selbst mit selbstabwertenden Gedanken, Gefühlen und Verhalten zu kämpfen beginnen. Diese treten z. B. in Form von selbstfeindlichen Kognitionen oder Selbstoperationen auf (Phillips, 2005).

Sind jedoch weder Flucht und Vermeidung möglich, noch Kampf ausreichend hilfreich, erleben Menschen sich als ohnmächtig. Es fällt dann meistens leichter, den Körper und Bedürfnisse gar nicht mehr wahrzunehmen, statt die unangenehmen Gefühle, die mit dem körperlichen Erleben einhergehen. Doch im Zustand des Nicht-Fühlens können keine korrigierenden Erfahrungen gemacht werden. Genau hierfür soll die therapeutische Beziehung einen Raum schaffen: durch ein feinfühliges Gegenüber, das nicht nur korrigierend Vertrauen in Menschen schafft, sondern das dem Körper mit Neugier und ohne Wertung begegnet, das sich interessiert an seiner Entwicklung und Entfaltung zeigt und das dazu befähigt, Bedürfnisse wieder wahrzunehmen. Mithilfe von gemeinsamen Körperübungen und neuen Körpererfahrungen im Therapieraum können Therapeut:innen dann nicht nur implizit Botschaften vermitteln wie: »Du kannst dich vollkommen sicher bei mir fühlen« und »Du bist hier mit deinem Körper und deinem Aussehen ohne Bedingungen willkommen«. Die neuen Körpergefühle und positiven Annahmen können zusammen viel besser verstärkt werden.

Wenn Kinder erleben, dass sie in einem zwischenmenschlichen Raum angenommen werden, können sie sich entspannen. Lassen sie sich auf diesem weichen Boden auf neue Bindungen ein, können korrigierende Erfahrungen Wurzeln schlagen. Machen sie die Erfahrung, dass sie mit ihrer ganzen körperlichen Präsenz Raum einnehmen dürfen, in einer Atmosphäre des gegenseitigen Respekts und Vertrauens zwischen Menschen, kann auch ein guter Blick auf sich selbst viel leichter gedeihen. Der eine Körper kann sich im Miteinander mit einem anderen Körper entspannen. Der Kreislauf aus erhöhter Wachsam- und Empfindsamkeit kann allmählich einem Kreislauf aus Wachstum guter Körpergefühle und ihrer Entfaltung weichen. Ähnlich wie die Fürsorge und Pflege einer Staude, brauchen aber genau diese guten Körpergefühle Zeit zum Wachsen. Die Therapie kann dafür den guten Boden bereiten, damit ein gutes Bild von sich und dem eigenen Körper allmählich daraus erwachsen kann. Die Arbeitsmaterialien dieses Therapie-Tools-Bandes können genau hierfür eingesetzt werden:

Kinder und Jugendliche können …

- In therapeutischer Beziehung sich selbst kennenlernen.
  - Was sind meine Stärken?
  - Was macht mich aus?
  - Was ist das Problem, das ich oder andere mit meinem Aussehen habe / n?
- Die Auswirkungen von Körperunzufriedenheit erkennen.
  - Was passiert, wenn meine Gedanken nur noch um das Aussehen kreisen?
  - Verliere ich mich im Rückzug oder Vermeidungsverhalten?
  - Welche Gefühle tauchen bei dem Gedanken an meinen Körper auf?
  - Und ist das Bild, das ich von mir habe, überhaupt die Wahrheit?
- Neue Körper- und Körperkontakterfahrungen machen.
  - Wie kann ich mit dem Körper gute Gefühle herstellen?
  - Wie kann ich mit dem Körper ein richtig gutes Team werden?
  - Wie kann ich gute Annahmen über meinen Körper aufbauen?
- Sich Problemen mit dem Körper im vertrauten Rahmen nähern, um gemeinsam Lösungen zu finden.
  - Wie gehe ich mit Handicaps um?
  - Was mache ich, wenn ich Angst vor körperlichen Veränderungen in der Pubertät habe?
  - Was ist, wenn ich in einen Konflikt mit angeborenen körperlichen Merkmalen komme?
- Kompetenzen aufbauen, um stark im sozialen Miteinander zu sein.
  - Wie wäre ich gerne? Wer bin ich? Wer soll ich sein?
  - Wie kann ich mich bei Mobbing, Ausgrenzung und Body Shaming verhalten?
  - Wie kann ich lernen, meinen Körper zu beschützen und Respekt einzufordern?

Die Arbeits- und Informationsblätter bieten dafür Anregungen, Ideen und Tipps, die Kinder und Jugendliche neugierig auf den eigenen Körper machen können. Denn mit niemand anderem ist man länger im Leben zusammen als mit sich selbst. Und nicht selten ist es so, dass uns die Freundschaften, die wir in der Kindheit und Jugend schließen, diejenigen sind, die sich bewähren und tragfähig sind. Warum sollte das nicht auch für eine freundschaftliche Beziehung zu uns und unserem Körper gelten?

1 Ressourcen in der Arbeit mit dem Körperbild

Hänseleien stellen ein weit verbreitetes Phänomen dar, dem eine große Zahl von Kindern und Jugendlichen ausgesetzt sind, und beinhalten ein negatives soziales Feedback zu körperlichen Merkmalen einer Person (Cash, 1995). Meistens beziehen sich die Hänseleien auf das Körpergewicht, aber auch auf Körpergröße, die Brust, Haare, Extremitäten oder Gesichtszüge wie die Nase (Cash, 1995). Dabei tritt Mobbing zwar am häufigsten zwischen Gleichaltrigen auf, aber auch innerhalb der Familie erleben Betroffene Hänseleien durch Geschwister und durch Eltern.

Hänseleien stellen daher einen Risikofaktor für die Entwicklung einer Körperdysmorphen Störung (Buhlmann, 2007), aber auch einer Anorexia Nervosa dar. Das auffälligste gemeinsame Merkmal der beiden Störungen ist die Störung des Körperbildes. Patienten mit einer Körperdysmorphen Störung haben ein unrealistisches Ideal von sich oder unrealistische Ansprüche, wie sie aussehen sollten (Veale et al., 2003). Betroffene von einer Körperdysmorphen Störung und Anorexia Nervosa weisen ein negativeres Körperbild, negativere Einstellungen zu ihrem körperlichen Selbst und mehr dysfunktionale Bewältigungsstrategien auf (Hartmann et al., 2015). Ebenso messen sie Attraktivität eine größere Bedeutung bei (Hartmann et al., 2015), sodass es empfehlenswert für die Therapie ist, an typischen Überzeugungen wie »man muss attraktiv sein, um erfolgreich zu sein« zu arbeiten. Insbesondere in den letzten Jahren haben sich in der Therapie ressourcenorientierte Ansätze etabliert, sodass der Fokus nicht mehr nur auf den Defiziten der Betroffenen liegt. Es geht vor allem darum, die Fähigkeiten, die einer Person inne liegen, sichtbar zu machen, sie zu fördern und diese wiederrum für den Erwerb neuer Ressourcen nutzbar zu machen. Daher ist es wichtig, dass Patient:innen auf der einen Seite das vorliegende Problem genau kennen und sich auf der anderen Seite aber auch ihrer Ressourcen bewusst sind, die sie für dessen Lösung gut nutzen können.

In diesem Kapitel befinden sich Arbeitsblätter, mit denen Kinder und Jugendliche sich und ihren Körper besser kennenlernen können, z. B. durch die Erstellung eines Steckbriefes. Das Erkennen von Glaubenssätzen im familiären, sozialen und sozial-medialen Kontext ermöglicht es, eine Übersicht über vorliegende aussehensbezogene Probleme der betroffenen Kinder und Jugendlichen zu bekommen. Ebenso sind Mobbingerfahrungen Thema, die aussehensbezogene Probleme mitverursachen oder aufrechterhalten können. Gleichzeitig helfen die Arbeitsblätter dabei, nicht nur den Fokus auf die Probleme der Betroffenen zu richten, sondern sie in einem guten Gleichgewicht mit ihren Ressourcen und Stärken abzubilden, um Veränderungsmotivation in der Behandlung zu fördern, sowie Ideen und Neugier für Ziele zu wecken. Ziel ist hierbei die folgende Differenzierung vorzunehmen: von einem »Das bin ich«, zu einem »Das Problem habe ich«, zu einem »Ich bin mehr als mein Problem«. Zusammen mit den Betroffenen werden Ziele gesetzt, die die Bereitschaft für die Therapie und die Übungen unterstützen und langfristig die Motivation für die Entwicklung eines gesunden Körperbildes stärken.

Arbeitsmaterial

AB 1 Mein Körper und ich

Mit diesem Arbeitsblatt können sich Kinder und Jugendliche mit kurzen Antworten auf einfache Fragen in einem Steckbrief beschreiben. So bekommen sie über ganz objektive Fragen ein objektives Bild von sich, das mehrere Facetten und nicht nur das Aussehen abdeckt. Auf dieses Arbeitsblatt kann zusätzlich in der Therapie zurückgegriffen werden, wenn sich Kinder und Jugendliche nur selektiv wahrnehmen und ihren Wert nur aus dem Aussehen generieren.

AB 2 Über Mobbingerfahrungen sprechen

In diesem Arbeitsblatt geht es um die Erfassung von Mobbingerfahrung. Denn Mobbingerfahrungen, insbesondere Abwertungen aufgrund des Aussehens, stellen einen Risikofaktor für die Entwicklung einer Körperbildstörung dar. Kinder und Jugendliche verschweigen häufig, wenn sie Ausgrenzung erfahren, weil sie sich schämen. Das Arbeitsblatt lädt ein, vertrauensvoll über Mobbing zu berichten.

AB 3 Stärke zeigen bei Mobbing

Das Arbeitsblatt ermöglicht es Kindern und Jugendlichen, in der Imagination eigene Stärken zu entdecken, Hilfen verfügbar zu machen und den Mobbingerfahrungen eine andere Wendung zu geben, was zum Zeitpunkt des Erlebens nicht möglich gewesen ist. »Was wäre hilfreich?«, »Was müsstest du können?« und » Wer kann dir zur Hilfe kommen?« sind Fragen, die die Erfahrung selbst nicht verändern, aber Betroffene aus der Hilflosigkeit herausholen.

AB 4 Immer in Bestleistung

Auf diesem Arbeitsblatt geht es um Perfektionismus und Leistungsansprüche. Denn diese stehen in Zusammenhang mit Körperbildstörungen. Gemeinsam wird geschaut, welche Anforderungen und Überforderungen es gibt und überlegt, wie man mit diesen umgehen kann.

AB 5 Vorbild sein – Vorbild werden

Kinder brauchen Vorbilder. Insbesondere Menschen, die mit ihrem äußeren Erscheinen von der Norm abweichen oder gerade zeigen, dass kleinere als Makel bewertete körperliche Auffälligkeiten eigentlich ganz normal und natürlich sind, bekommen durch soziale Medien Raum. Und diesen kann man als Vorbild nutzen! Welche Perspektive könnte schöner sein, als selbst Vorbild zu werden? An dieser Perspektive wird gemeinsam gearbeitet, indem wahrgenommene Defizite als potenzielle Stärken verstanden werden.

AB 6 Was andere über Schönheit denken

Kinder orientieren sich an ihren Eltern oder den Personen, denen sie anvertraut sind. Das gilt auch im Hinblick auf Einstellungen bzgl. des Körpers – sie orientieren sich an der Meinung von Erwachsenen, was sie als schön und attraktiv oder als hässlich beurteilen. Hier wird auch gelernt, welche aussehensbezogenen Eigenschaften positiv oder negativ bewertet werden. Mithilfe dieses Arbeitsblattes können Kinder und Jugendliche entdecken, woher ihre Annahmen über Schönheit kommen und sich darüber Gedanken machen, ob es nicht auch andere Meinungen gibt oder ob sie sich auch eine andere Meinung bilden dürfen.

AB 7 Die wertvollste Briefmarke

Briefmarken können sehr wertvoll sein. Das liegt mitunter daran, dass manche davon sehr selten sind. Mit diesem Arbeitsblatt wird am Selbstwert von Kindern und Jugendlichen gearbeitet. Denn der Wert, den man sich selber zuschreibt, ist meistens vom Körperbild mit beeinflusst. Aber wie bei Briefmarken gilt auch für den Menschen: Nicht das Aussehen macht den Wert aus – sondern Selten- und Einzigartigkeit!

AB 8 Flaschenpost gefunden

Auf diesem Arbeitsblatt wird eine Flaschenpost gestaltet. Sie dient der Erfassung von Therapiezielen und fördert die Motivation in die Therapie aussehensbezogener Probleme. Gerne kann eine echte Flasche dazu verwendet werden, die dann zum Ende der Therapie als Anlass zum gemeinsamen Rückblick auf erreichte Ziele genutzt werden kann.

AB 9 Das sieht mir ähnlich

Jemandem ähnlich zu sehen, kann das Gefühl von Verbundenheit stärken. »Wir sind eine Familie«, »Wir gehören zusammen« sind ganz typische Annahmen für unsere Familie! Für Kinder aus Pflegefamilien sollte auf die Verwendung des Arbeitsblattes verzichtet werden. Diese Familien zeichnen sich durch andere Stärken aus, die hier zwar gewürdigt werden, aber nicht im Rahmen optischer Ähnlichkeit herangezogen werden sollten.
Mit diesem Arbeitsblatt werden diese Gemeinsamkeiten spielerisch erkundet und ermöglichen es, dass Kinder und Jugendliche ihren Körper als zu einer Gemeinschaft zugehörig erleben. Gemeinsam statt einsam!

AB 10 Vogelkunde

Bei der Geschichte des hässlichen Entleins geht es darum, dass ein Entlein sich als hässlich empfindet, weil es sich mit anderen vergleicht und in seinem Spiegelbild nur das sehen möchte, was es sehen will: ein hässliches Entlein. Aber, ganz anders als gedacht, wird es zu einem schönen Schwan erwachsen. In diesem Arbeitsblatt sollen falsche Schönheitsideale und die Perspektiven, die sich aus kritischen sozialen Vergleichen ergeben, hinterfragt werden.

AB 11 Giraffenstarke Sprache

Kinder und Jugendliche erfahren auf dem Schulhof Ausgrenzung und Mobbing. Das Internet bildet dafür eine zusätzliche Plattform. Wichtig für Kinder sind hierbei ein offenes Ohr, um darüber zu sprechen, und ein Modell, das andere nicht durch Gewalt, sondern mit starken Worten in die Grenzen verweist. Das Arbeitsblatt nutzt die Metapher einer Giraffe, die mit ihrer Größe und dadurch Respekt einflößenden und ruhigen Gestalt fast wie auf einer Metaebene ermöglicht, sich mit den Erfahrungen auseinanderzusetzen und Konflikte nicht im Rückzug oder durch Gewalt zu lösen.

Mein Körper und ich

Du siehst nett aus. Dich möchte ich kennenlernen! Um einen guten Überblick darüber zu bekommen, wer du bist, was du magst und was du gerne tust, kannst du in diesem Fragebogen eintragen, was dir alles einfällt. Ich bin ganz gespannt auf dich!

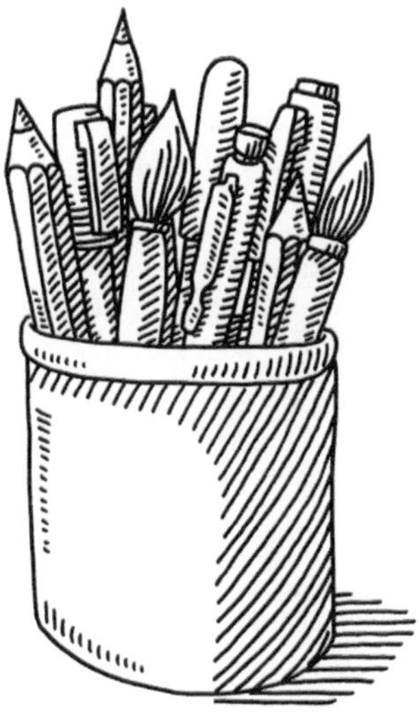

Mein Name: ....

Mein Geburtstag: ....

Meine Augenfarbe: ....

Meine Haarfarbe: ....

Meine Lieblingsfarbe: ....

Ich gehe in die .... Klasse.

Mein Lieblingsfach: ....

Mein Körper und ich

Meine Freunde und Freundinnen heißen: ....

Meine Hobbys: ....

Mein Lieblingslied: ....

Mein Lieblingssänger oder meine Lieblingssängerin: ....

Mein Lieblingsgericht: ....

Mein Lieblingstier: ....

Das möchte ich mal werden: ....

Das kann ich am allerbesten: ....

Mein Vorbild: ....

Mein größter Wunsch: ....

Das mag ich nicht: ....

Das mögen andere an mir ganz besonders: ....

Ich bin ein guter Freund oder eine gute Freundin, weil: ....

....

Über Mobbingerfahrungen sprechen

Wenn man gemobbt, ausgelacht oder ausgegrenzt wird, kann sich das ganz schön schlimm anfühlen. Man fühlt sich wertlos und schwach. Aber hey – schwach ist der, der andere mobbt, auslacht oder ausgrenzt. Kannst du mal die Situation beschreiben, in der man dich schon einmal gemobbt hat? Oder sagen, welche Kommentare dich auf Social Media verletzt haben? Hast du auch schon einmal Dinge über dich oder deinen Körper gehört, die dich verletzt haben, während du mit Freunden oder der Familie zusammen warst?

Das wurde schon einmal über mich gesagt:

Das wurde schon einmal kommentiert:

Über Mobbingerfahrungen sprechen

Nun fülle den Kreis aus und schreibe in die einzelnen Teile:

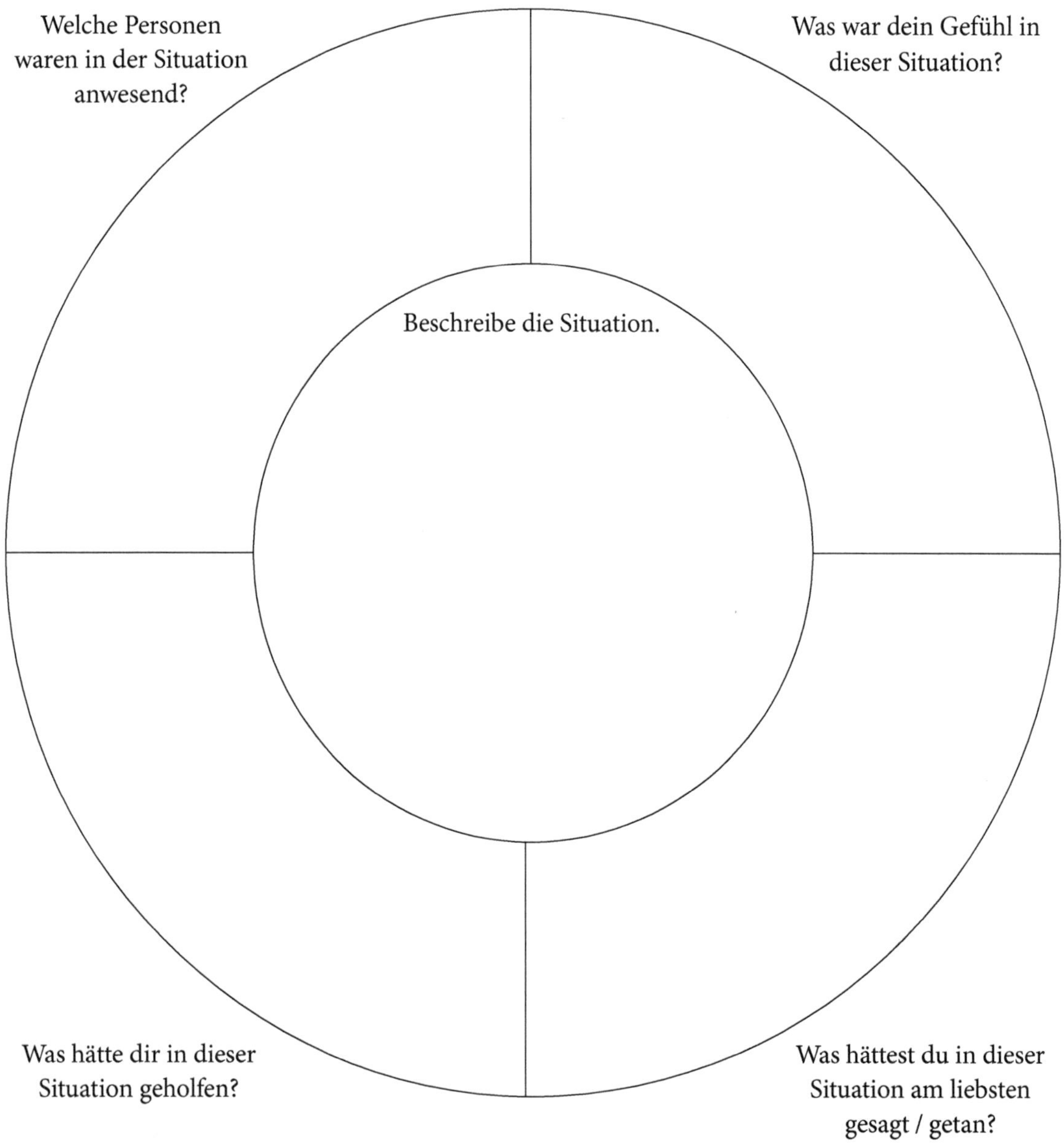

Stärke zeigen bei Mobbing

Manchmal kann man die Situation nicht sofort verändern. Insbesondere wenn man einen dummen Spruch hört, der einen verletzt. Dann können wir uns meistens nicht direkt wehren. Wir können dann keinen klaren Gedanken mehr fassen. Lass uns zusammen eine Situation anschauen und überlegen, wie wir sie zunächst in der Vorstellung verändern können. Wir malen uns aus, wie die Situation sich zum Besseren wenden könnte.

Was bringt uns das?

- Diese Vorstellungen helfen uns für die Zukunft: Denn dann fällt es unserem Kopf beim nächsten Mal leichter zu handeln.
- Und diese Vorstellungen helfen uns nachträglich mit unseren Erfahrungen in der Vergangenheit umzugehen: Indem wir der Situation ein anderes Ende ermöglichen.

So veränderst du deine Gefühle!

Male zunächst mit einem schwarzen Stift die Situation auf die leere Leinwand. Wenn es zu wenig Platz ist, kannst du auch ein leeres Blatt verwenden.

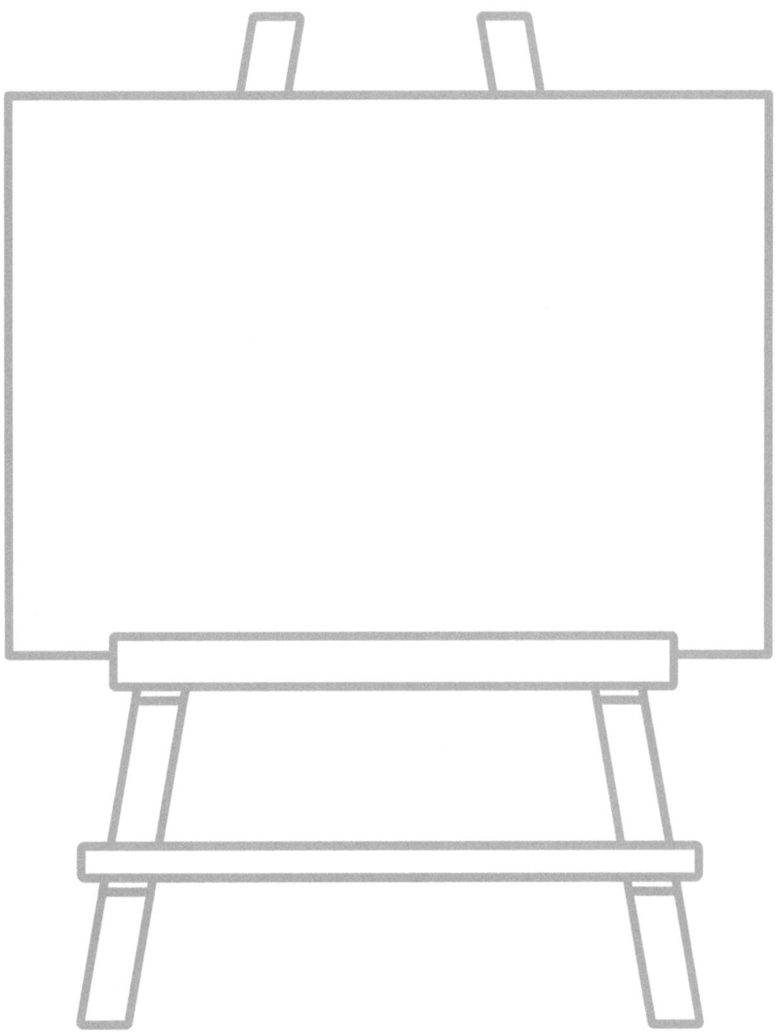

Stärke zeigen bei Mobbing

Und jetzt erweiterst du die Situation und malst oder schreibst mit bunten Stiften hilfreiche Dinge auf der Leinwand dazu. Hierbei können dich folgende Fragen unterstützen. Such dir die hilfreichsten dafür aus!

- Wer kann dir zu Hilfe kommen?
- Was hilft dir in den Situationen?
- Welche Fähigkeiten sind in dieser Situation hilfreich?
- Was möchtest du am liebsten sagen?
- Was möchtest du in der Situation tun?
- Wie fühlen sich jetzt die anderen, die dich gemobbt haben? Schau sie dir mal genau an. Sind sie immer noch so stark?
- Wie stark bist du jetzt in der Situation?

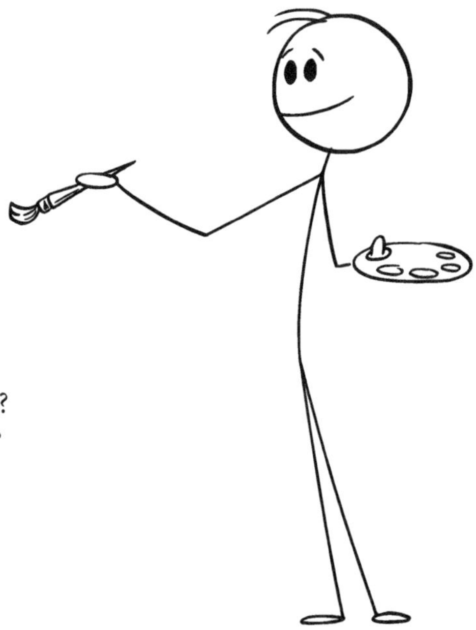

Schreibe deine Erkenntnisse hier auf:

....

....

....

....

....

....

....

Immer in Bestleistung

Anforderungen sind ganz normal. Wir müssen zur Schule gehen, Hausaufgaben machen und täglich für Ordnung sorgen. Wenn aus An-forderungen aber Über-forderungen werden, dann fühlen wir uns schlecht. Wir haben Angst zu versagen. Dann passiert es auch ganz schnell, dass wir ärgerlich und wütend mit uns selbst werden und denjenigen, den wir im Spiegelbild sehen, gar nicht mehr leiden können!

Immer nur Ansprüche zu erfüllen und Bestleistungen zu zeigen, kann so schwer sein, wie einen viel zu hohen Berg zu erklimmen. Welche Ansprüche werden an dich gestellt? Worin musst du überall gut oder sogar der oder die Beste sein?

Wie viele Ansprüche werden an dich in diesen Bereichen gestellt?

⊖ Je weiter du das Kreuz beim Minus setzt, desto weniger Ansprüche werden in diesem Bereich an dich gestellt.

⊕ Je weiter du das Kreuz beim Plus setzt, desto mehr Ansprüche werden an dich gestellt.

- In der Schule – ←――――→ +
- In der Familie – ←――――→ +
- Bei meinen Eltern – ←――――→ +
- Bei meinen Geschwistern – ←――――→ +
- Bei Oma und Opa – ←――――→ +
- Beim Sport – ←――――→ +
- Bei der Musik – ←――――→ +
- Bei meinen anderen Hobbys – ←――――→ +
- In den Ferien – ←――――→ +
- .... – ←――――→ +
- .... – ←――――→ +
- .... – ←――――→ +
- .... – ←――――→ +

Immer in Bestleistung

Immer Bestleistung zu zeigen, kann anstrengend sein, wie einen Berg zu erklimmen.

Was brauchst du, um einen Berg zu erklimmen?

....

....

Wo könntest du auch mal gut eine Pause oder Zwischenetappen einlegen?

....

....

Was machst du am allerliebsten in einer Pause oder bei einem Zwischenstopp?

....

....

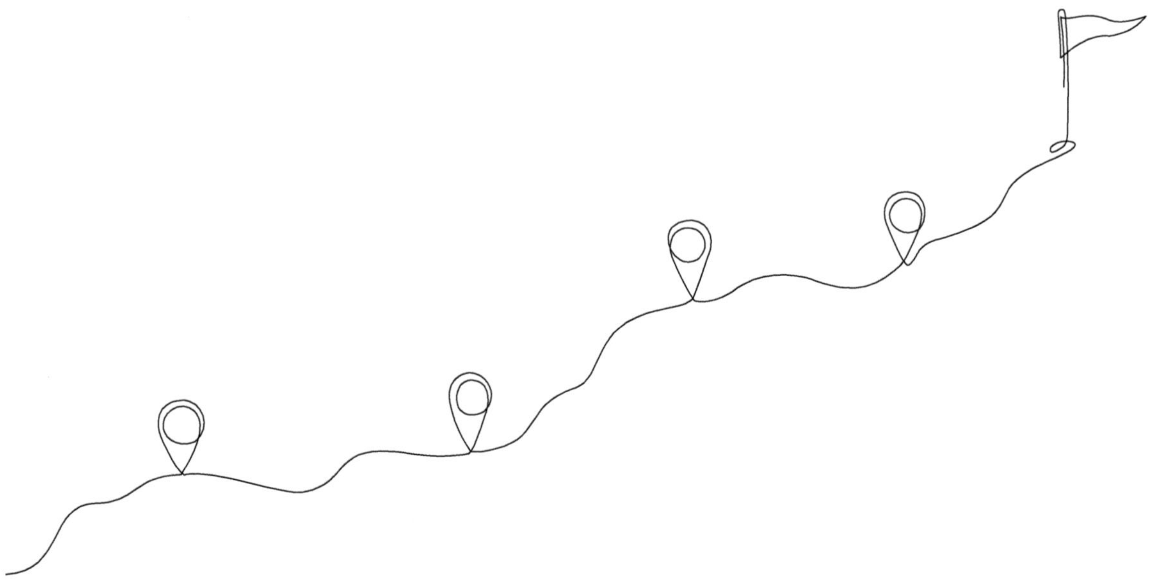

AB 5 • K J

Vorbild sein – Vorbild werden

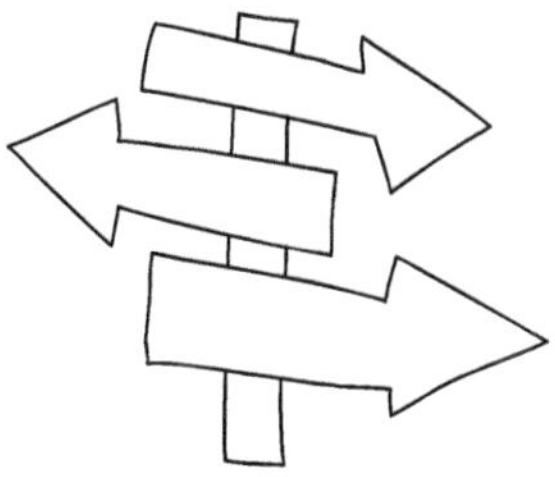

Menschen können einander zu Vorbildern werden. Insbesondere, wenn wir ein ähnliches Problem haben, dann finden wir Kraft und Mut darin, wie sie mit ihrem Problem umgehen: selbstbewusst und stark! Wir wissen dann, dass wir nicht alleine sind und andere Menschen auch schon einmal in einer solchen Situation waren. Vielleicht sind sie dadurch sogar viel stärker geworden.

Was wäre, wenn du ein Vorbild für andere Kinder werden könntest und sie dich kennenlernen?

Stell dir dich selbst vor, sagen wir in 5 oder 10 Jahren. Dann wärst du .... Jahre alt.

- Wo treffen sie dich? ....
- In welcher Klasse bist du? ....
- Auf welche Schule würdest du gehen? ....
- Vielleicht bist du auch schon fertig mit der Schule, wo wärst du dann? ....
- Was hast du für ein neues Hobby? ....
- Was hast du alles in den letzten Jahren gelernt? ....
- Weißt du schon, was du einmal werden willst? Oder bist du vielleicht schon das geworden, was du dir vorgenommen hast? ....

Was glaubst du, würde der junge Mensch an dir bewundern?

....

Worin könntest du ein Vorbild für andere jungen Menschen sein, die auch Schwierigkeiten mit ihrem Aussehen haben so wie du heute?

....

....

Was würdest du ihnen sagen, wenn sie, ähnlich wie du heute, auch Schwierigkeiten mit bestimmten Körperbereichen oder mit ihren Aussehen hätten? Hättest du wertvolle Tipps für sie?

....

....

Was andere über Schönheit denken

Wenn wir älter werden, lernen wir das meiste von den Personen über die Welt, mit denen wir hauptsächlich zusammen sind. Das sind in den meisten Fällen die Eltern oder andere nahe Bezugspersonen. Man lernt auch viel über den Körper von ihnen: Wir lernen, was schön oder hässlich ist. Das ist manchmal auch völlig falsch. Denn hier können sich Vorurteile entwickeln.

Welche Dinge hast du über Schönheit und gutes Aussehen gelernt?
Diese Fragen können dir dabei helfen:

- ▶ Was hast du in der Familie darüber gelernt, was schön und gut ist?
- ▶ Muss man eine bestimmte Figur oder ein bestimmtes Gewicht haben, um schön zu sein?
- ▶ Muss man immer perfekt angezogen sein, um einen guten Eindruck zu machen?
- ▶ Haben Familienmitglieder oder andere nahestehende Personen schon einmal das Aussehen anderer Menschen bewertet?
- ▶ Gibt es sogar Vorurteile aufgrund des Aussehens?

....

....

....

....

Was habe ich von wem über das Aussehen gelernt?

Mama

....

....

Papa

....

....

Oma

....

....

Opa

....

....

Bruder

....

....

Schwester

....

....

Eine andere Person: ....

....

....

Eine andere Person: ....

....

....

Was andere über Schönheit denken

Aber: Was ist eigentlich deine eigene Meinung zum Thema Aussehen?

....

....

....

....

Welche Vorurteile findest **du** blöd? ....

....

....

....

....

Und was glaubst **du**: Sollte man einen Menschen nach seinem Aussehen beurteilen oder nicht?

....

....

....

....

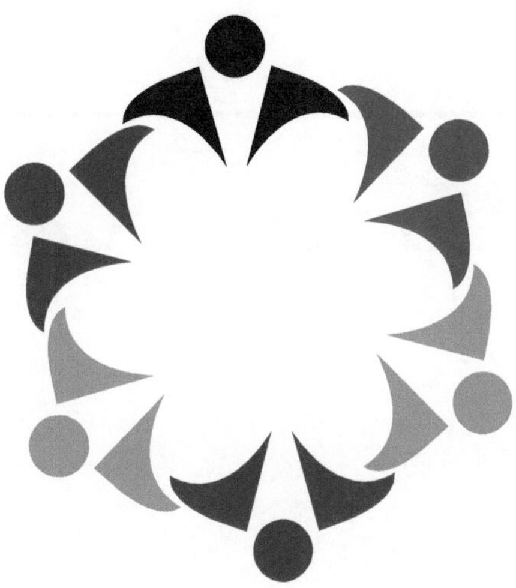

AB 7 • K J

Die wertvollste Briefmarke

Briefmarken können sehr wertvoll sein. Auf vielen Briefmarken finden sich die Abbildungen von berühmten Personen. Obwohl Briefmarken relativ klein sind, werden sie unter Sammlern und Sammlerinnen hoch gehandelt. Das liegt daran, dass manche von ihnen sehr selten oder einzigartig und daher sehr bedeutsam sind.

Stell dir vor, wir würden eine Briefmarke erstellen, die es nur ein einziges Mal auf der Welt gibt – so wie es dich nur einmal auf der Welt gibt! Wie sähe deine Briefmarke aus? Was müsste auf ihr zu sehen sein? Dein Gesicht? Dein Körper? Dinge, die dir wichtig sind, wie z. B. ein Hinweis für dein Talent oder dein Hobby? Lass uns zusammen eine Briefmarke gestalten, die einzigartig ist, so wie du es bist. Denn du bist wertvoll für all diejenigen, die dich kennen und natürlich für dich selbst!

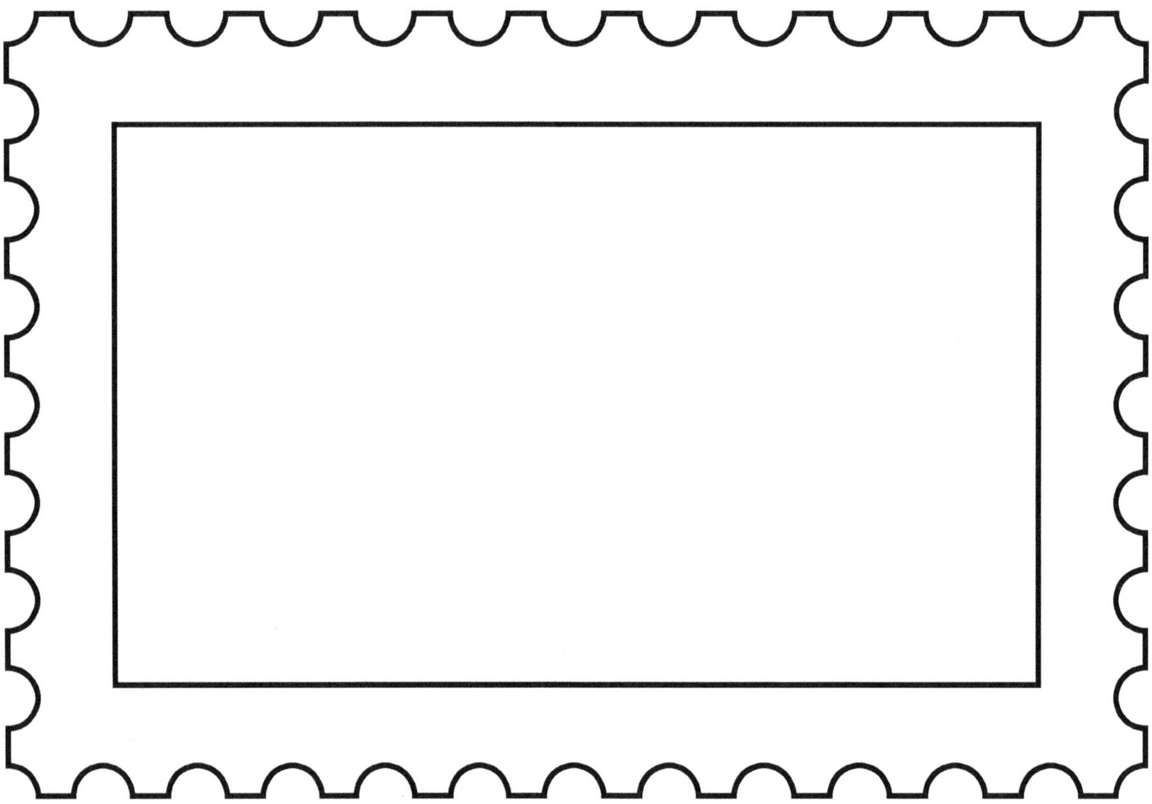

Flaschenpost gefunden

In früheren Zeiten schickte man zur Benachrichtigung Briefe in einer Flaschenpost übers Meer. Eine Flaschenpost kann auch jemand schicken, der verlassen auf einer einsamen Insel ist. Manchmal fühlen wir uns mit unseren Problemen mit dem Aussehen auch allein wie auf einer einsamen Insel. Vielleicht weil wir denken, keiner versteht uns.

Dann ist es immer gut, eine Nachricht zu schicken, sodass andere die Notlage gut verstehen und uns helfen können! Hast du Lust, eine Flaschenpost zu gestalten? Vielleicht kann in so einer Situation die »Seenotrettung«, wie es z. B. auch Therapeuten und Therapeutinnen während der Therapie sein können, gerufen werden, um dir besser helfen zu können.

Was glaubst du, ...

- müsste sich verändern, damit es dir zum Ende der Therapie besser geht?
- könnten Ziele sein, an denen du mit deinem Therapeuten bzw. deiner Therapeutin arbeiten solltest?
- sind Ziele von deinen Eltern, an denen du mit deinem Therapeut oder deiner Therapeutin arbeiten solltest?
- kannst du nach der Therapie viel besser als jetzt?
- könnte dir während der Therapie helfen, damit du deine Ziele erreichst?
- wie wäre das Leben, wenn du viel weniger Sorgen und Probleme mit deinem Aussehen hättest?

Was wäre anders? Woran würdest du es merken, dass es dir besser geht?
Vielleicht könnt ihr diese Nachricht in einer echten Flasche oder einem Glas verwahren, um sie dann, wenn deine gemeinsame Reise mit deinem Therapeut oder deiner Therapeutin zu Ende geht, zusammen zu öffnen. Vielleicht hast du dann das Festland erreicht und kannst staunen, was du alles geschafft hast!

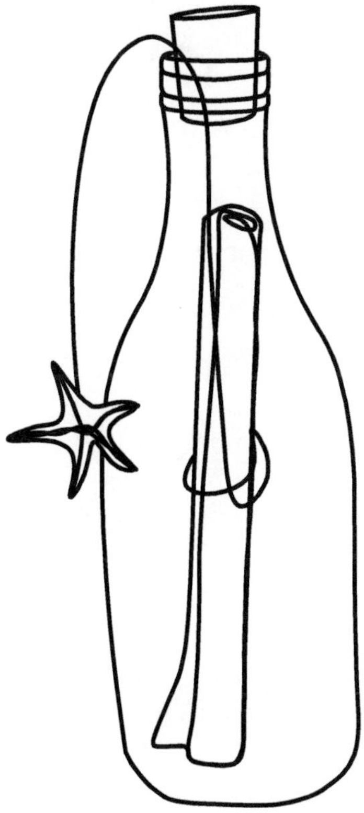

Das sieht mir ähnlich

Innerhalb einer Familie sehen sich Familienmitglieder meist ähnlich. Sie können z. B. das gleiche Lächeln, die gleiche Augen- oder Haarfarbe haben. Du kannst hier in der Tabelle ankreuzen und beschreiben, wem du ähnlich siehst.

Familienmitglied | **Körperbereich** | **Körperbeschreibung**

Meine Augen ähneln denen von …
- ☐ Mama
- ☐ Papa
- ☐ Bruder
- ☐ Schwester
- ☐ Oma
- ☐ Opa
- ☐ ……………………………………………………

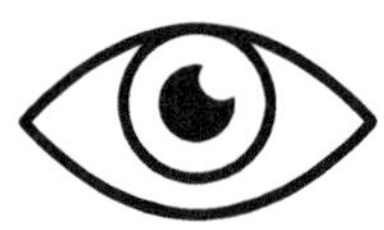

Meine Augenfarbe ist …
- ☐ schwarz
- ☐ blau
- ☐ grün
- ☐ regenbogenbunt
- ☐ ein Mix aus ………………
- ☐ …………………………

Meine Haarfarbe ähnelt der von …
- ☐ Mama
- ☐ Papa
- ☐ Bruder
- ☐ Schwester
- ☐ Oma
- ☐ Opa
- ☐ ……………………………………………………

Meine Haarfarbe ist …
- ☐ blau
- ☐ grün
- ☐ blond
- ☐ rot
- ☐ schwarz
- ☐ braun
- ☐ lila
- ☐ …………………………

Meine Körpergröße ähnelt der von …
- ☐ Mama
- ☐ Papa
- ☐ Bruder
- ☐ Schwester
- ☐ Oma
- ☐ Opa
- ☐ ……………………………………………………

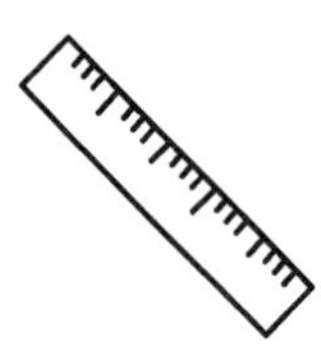

Ich bin so groß wie …
- ☐ der Eiffelturm
- ☐ der höchste Berg auf der ganzen Welt
- ☐ ein Maikäfer
- ☐ ein Kind aus der ……… Klasse
- ☐ …………………………

Das sieht mir ähnlich

Familienmitglied | **Körperbereich** | **Körperbeschreibung**

Meine Nase ähnelt der von …

- ☐ Mama
- ☐ Papa
- ☐ Bruder
- ☐ Schwester
- ☐ Oma
- ☐ Opa
- ☐ ....

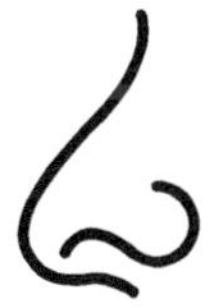

Meine Nase ist …

- ☐ klein
- ☐ groß
- ☐ ein wahrer Geruchs-experte
- ☐ am Hinterkopf befestigt
- ☐ ein gutes Popel-Lager
- ☐ ....

Mein Mund ähnelt dem von …

- ☐ Mama
- ☐ Papa
- ☐ Bruder
- ☐ Schwester
- ☐ Oma
- ☐ Opa
- ☐ ....

Mein Mund ist …

- ☐ schmal
- ☐ breit
- ☐ geht bis zu meinen Ohren
- ☐ freundlich
- ☐ blau-kariert
- ☐ ....

Meine Ohren ähneln denen von …

- ☐ Mama
- ☐ Papa
- ☐ Bruder
- ☐ Schwester
- ☐ Oma
- ☐ Opa
- ☐ ....

Meine Ohren sind …

- ☐ klein
- ☐ groß
- ☐ eckig
- ☐ können sich einrollen
- ☐ gehen bis zum Boden
- ☐ ....

AB 10 • K J

Vogelkunde

Kennst du die Geschichte vom hässlichen Entlein? In dieser Geschichte beschreibt ein kleines Entlein die Gefühle, die du vielleicht auch schon einmal gefühlt hast, wenn es um deinen Körper ging.

»Ich fühle mich hässlich«, »Mit mir stimmt etwas nicht«, »Ich bin nicht so hübsch wie andere«, »Ich bin traurig, wenn ich mir Gedanken über mein Aussehen mache«, »Keiner will mit mir spielen, weil ich so aussehe, wie ich aussehe.« Weißt du, Menschen haben Schönheitsideale – das können wir nicht ändern. Aber wir können den Umgang mit diesen Schönheitsidealen verändern, indem wir mehr Möglichkeiten zulassen. Jeder darf so sein, wie er sich wohlfühlt und darf zu sich selbst stehen. Denn wenn wir alle gleich aussehen würden, dann wäre das ziemlich eintönig und langweilig!

Probier doch aus, wie es sich anfühlt, sich ganz bewusst als einzigartig wahrzunehmen!

Welche Farben gehören alle zu einem wunderschönen und einzigartigen Federkleid? Lass uns einmal nur das rechte Küken ausmalen. Dann vergleichen wir, ob dieser außergewöhnliche Vogel nicht mindestens genau so schön ist wie der einfarbige linke.

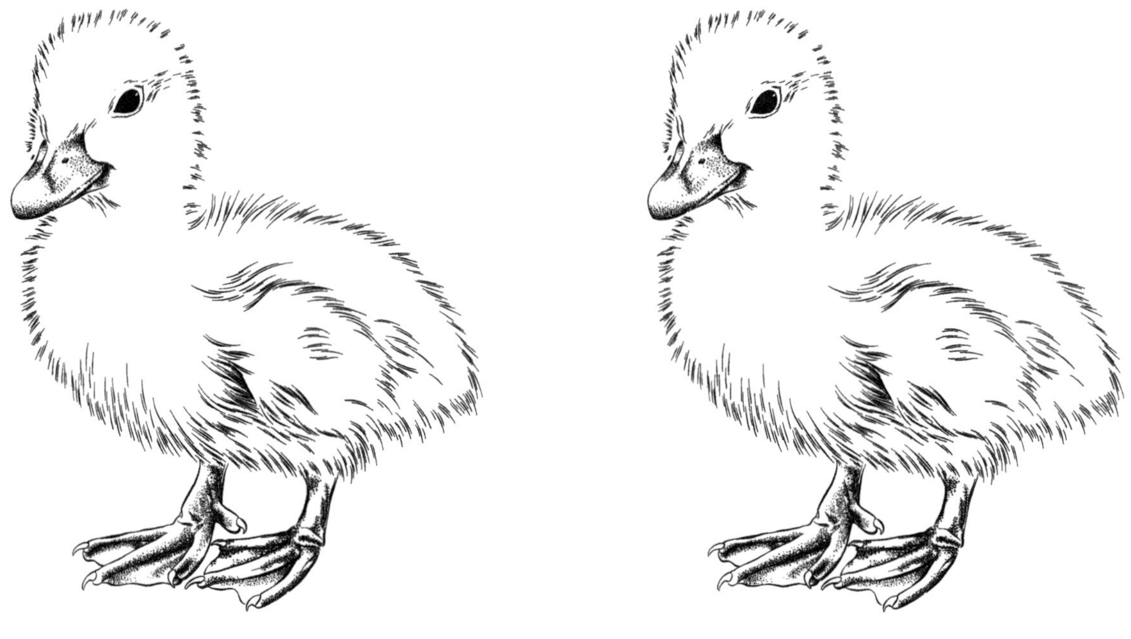

Giraffenstarke Sprache

Manchmal wird man von anderen auf dem Schulhof gemein behandelt. Wusstest du, dass …

- ▶ Giraffen sehr friedliche Lebewesen sind?
- ▶ Giraffen sehr gut zuhören können?
- ▶ Giraffen ohne Gewalt miteinander reden?

Möchtest du ihnen erzählen, was du auf dem Schulhof erlebst?

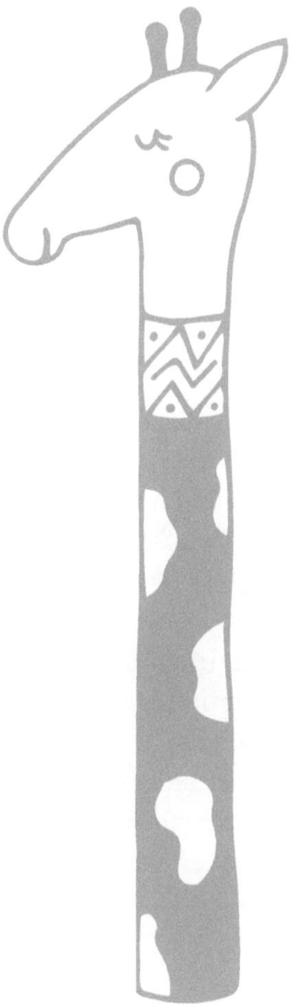

....

....

....

....

....

Was glaubst du, würde sie den Kindern sagen, damit sie dich nicht mehr wegen deines Aussehens hänseln?

....

....

....

....

....

2 Körperbildstörungen als Herausforderung annehmen

Körperunzufriedenheit und sich infolgedessen unattraktiv oder hässlich zu fühlen ist ein weit verbreitetes Phänomen (Ryding & Kuss, 2020). Sie betrifft nicht nur, wie manchmal fälschlicherweise angenommen, Frauen und auch nicht nur Erwachsene. Auch Kinder und Jugendliche können davon betroffen sein. Mit seinem Körper unzufrieden zu sein, stellt einen Risikofaktor für verschiedene Störungen dar, die mit dem Körperbild assoziiert sind (Dion et al., 2016). Körperunzufriedenheit und Selbstwertgefühl sind in der Jugend eng miteinander verbunden. Sowohl ein geringes Selbstwertgefühl als auch Unzufriedenheit mit dem eigenen Körper in jungen Jahren sagen eine Reihe negativer gesundheitlicher Folgen im späteren Leben voraus, insbesondere Störungen des Essverhaltens (Killen et al., 1996; Stice, 2001, 2002).

Nach der Soziometertheorie ist das Selbstwertgefühl ein psychologisches Messgerät, das die Qualität von Beziehungen mit anderen überwacht (Leary, 1999). Die Theorie basiert auf der Annahme, dass Menschen ein Bedürfnis danach haben, zwischenmenschliche Beziehungen aufrechtzuerhalten, da früher die Zugehörigkeit zu einer sozialen Gruppe die Wahrscheinlichkeit erhöhte, zu überleben (Baumeister & Leary, 1995). Neben dem Selbstwert als internem Signalgeber können aber auch externe soziale Reize Aufschluss darüber geben, ob Gefahren in Bezug auf einen sozialen Ausschluss bestehen: »Wie haben uns Personen angeschaut?«, »Haben sie über uns gesprochen?«, »Was könnten andere über mich und mein Aussehen gedacht haben?«. Nicht zufällig verarbeiten Personen mit einer Körperdysmorphen Störung ambigue soziale Situationen mit Bezug zu ihrem Aussehen. Sie interpretieren zudem die Gesichtsausdrücke anderer auf eine negative Art und Weise (Buhlmann et al., 2006). Denn Personen mit einer Körperdysmorphen Störung berichten häufiger von Erlebnissen mit aussehensbezogenen Hänseleien (Buhlmann et al., 2011). Es kann daher angenommen werden, dass Hänseleien in Beziehung zu der Entwicklung und Aufrechterhaltung von aussehensbezogenen Sorgen stehen.

Das Kapitel beinhaltet Arbeitsblätter für alle Personen, die an der Prävention von klinisch relevanten Körperbildstörungen beteiligt sind und sozusagen zusammen am runden Tisch sitzen und beteiligt sind: Es gibt einerseits Arbeitsblätter für Kinder und Jugendliche, die bereits (sub-)klinisch auffälliges Verhalten zeigen. Ziel hierbei ist es, ein Problembewusstsein zu schaffen, das sie dazu veranlasst, sich auf die therapeutische Arbeit einzulassen. Darüber hinaus beinhaltet das Kapitel aber auch Arbeitsblätter, die Kindern und Jugendlichen dabei verhelfen, andere Personen nicht mehr wegen ihres Aussehens zu diskriminieren oder auszugrenzen. Wichtig ist, dass betroffene Kinder und Jugendliche nicht den erhobenen Zeigefinger zu spüren bekommen, sondern sich selbst in die Rolle von Betroffenen hineinversetzen können, um auf dieser Grundlage z. B. Hasskommentare selbst zu hinterfragen und einzustellen. Um die Rolle der Eltern zu stärken, liefert dieses Kapitel ein Arbeitsblatt, das als Einstieg und/oder Mitarbeit in die Therapie genutzt werden kann. Eltern können ihren Kindern ein Vorbild sein – auch bei der Entwicklung eines gesunden Körperbildes und eines guten Umgangs mit sich selbst. Ebenso finden sich in diesem Kapitel Arbeitsblätter für Therapeut:innen, die in der Arbeit mit dem Körper mit eigenen körperbezogenen Themen in Berührung kommen.

Gemeinsam an einem runden Tisch muss sich niemand mehr ausgeschlossen fühlen. Gemeinsam gegen aussehensbezogene Sorgen vorzugehen, kann ein Gemeinschaftsgefühl in der Gesellschaft fördern, um negativen Entwicklungen und Trends entgegenzusteuern.

Arbeits- und Informationsmaterial

AB 12 Rückenwind

Auf diesem Arbeitsblatt können sich Kinder und Jugendliche mit erlebtem aussehensbezogenen Mobbing konfrontieren – aber diesmal mit zwei wichtigen Ressourcen. Zum einen können sie sich in der Rolle erleben, in der sie Täter:innen zur Rede stellen und erleben dabei Autonomie und Kontrolle. Zum anderen kann das Gefühl bewusst wahrgenommen werden, damit nicht alleine zu sein und das kann heilsam für seelische Wunden sein. Wie fühlt sich das an, wenn man jemanden an der Seite hat? Oder wenn jemand einem den Rücken stärkt? Diese Erfahrung kann eine Grundlage dafür sein, sich stärker in ähnlichen Situationen zu fühlen und zukünftig darin handlungsfähig zu bleiben.

AB 13 Federleicht

Auf diesem Arbeitsblatt wird das Bild einer Feder verwendet, um mit untergewichtigen Kindern und Jugendlichen ein Störungsbewusstsein herzustellen. Es wird über die Funktionalität des Untergewichts nachgedacht und eine Veränderungsbereitschaft gefördert, um den Einstieg in die Therapie der Anorexia Nervosa zu erleichtern.

AB 14 Trotzdem zu sich stehen

Auf diesem Arbeitsblatt können Kinder und Jugendliche lernen, wie es sich anfühlt, wenn man nicht perfekt ist und trotzdem zu sich steht. Seine Stärken zu kennen ist wichtig – mit den eigenen Schwächen zu leben eine große Aufgabe. Meistens fällt es Menschen leichter, die Schwächen anderer zu akzeptieren. Früh übt sich, dass man diese Toleranz und Nachsichtigkeit auch bei sich selbst anwenden kann.

AB 15 Gesunder Umgang mit Gefühlen

Auf diesem Arbeitsblatt können Kinder und Jugendliche eine Übersicht darüber bekommen, welche Auslöser bei ihnen zu einem Überessen und / oder kompensatorischen Maßnahmen führen. Anhand eines Barometers können Stimmungsschwankungen visualisiert werden und ein gesünderer Umgang mit Gefühlen gelernt werden, der zu weniger essgestörtem Verhalten im Rahmen einer Bulimia Nervosa beiträgt.

AB 16 Um Verzeihung bitten

Menschen fällt es nicht leicht, sich Fehler einzugestehen. Manchmal machen Kinder und Jugendliche nicht nur die Erfahrung, wie es ist, wenn man blöde, auf das Aussehen bezogene Kommentare bekommt, sondern auch, wie es sich anfühlt, wenn man selbst blöde Kommentare über andere macht. Das kann einem dann z. B. abends im Bett nachgehen und belastend sein. Aber ein schlechtes Gewissen kann einen dazu veranlassen, Dinge noch einmal zu überdenken. Das Arbeitsblatt lädt Kinder und Jugendliche daher ein, eigenes Kommentar-Verhalten zu reflektieren. Außerdem zeigt es auf, wie andere sich fühlen, wenn man sie wegen ihres Aussehens hänselt. Ehrlich um Verzeihung zu bitten, kann somit auch ehrlich entlastend für beide Seiten sein.

AB 17 Sicherer Selbstwert

Wenn der Selbstwert nur auf einem Standbein fußt, ist das eine ganz schön unsichere Angelegenheit. Mithilfe des Bildes eines Flamingos wird das Aussehen als einzige Selbstwertquelle exploriert und regt dazu an, über ein zweites Standbein nachzudenken – damit der Selbstwert nicht mehr auf einem wackeligen Bein steht, sondern über mehr als nur über das Aussehen generiert wird.

AB 18 Ehrlich vergeben

Der soziale Druck im Klassenzimmer kann hoch sein. Nicht selten geht damit auch Angst einher. Als Konsequenz machen sich manchmal Kindern und Jugendliche über das Aussehen von anderen lustig, um vorzubeugen, dass andere sich über ihr Aussehen lustig machen könnten. Wenn aber Kinder und Jugendliche feststellen, dass ihr Verhalten anderen gegenüber nicht immer angemessen ist, kann das der erste und beste Schritt zur Veränderung sein. Die Entscheidung, auf blöde Kommentare über andere zukünftig zu verzichten, kann ein wichtiger Baustein dafür sein, dass Mobbing reduziert wird. So können alle ihren Beitrag dazu leisten, den Druck im Klassenzimmer zu reduzieren.

AB 19 Schutzbedürfnisse

Übergewicht kann viele Ursachen haben. Einige Patient:innen berichten, dass es eine Art »Schutzschild«, eine »zweite Haut« ist, um Emotionen zu regulieren und um Anfeindungen von außen besser »abprallen« lassen zu können. Mithilfe eines Bildes eines Igels wird die Funktionalität des Übergewichts exploriert. Um sich bei diesem Thema nicht einzurollen und die Stacheln aufzustellen, kann dieses Arbeitsblatt als vertrauensvoller Einstieg in die Therapie mit Kindern und Jugendlichen genutzt werden.

INFO 1 Informationen für Eltern bei Gewichtsveränderungen

Körperbildstörungen treten insbesondere im Bereich von Essstörungen auf. Die Anorexia Nervosa ist deshalb eine schwerwiegende Störung, weil sie mit einer erhöhten Sterblichkeit verbunden ist. Auf diesem Arbeitsblatt befinden sich Informationen für Eltern und Angehörige. Sie liefern Informationen darüber, wie sie eine mögliche Störung erkennen können und geben ihnen Hinweise, wie sie sich in ihrer Rolle als Fürsorgende richtig verhalten. Frühzeitig erkannt, können Entwicklungen zu manifesten Störungen meist vermieden oder in ihrer Schwere eingedämmt werden.

AB 20 Vorbildfunktionen

Auf diesem Arbeitsblatt geht es um die Eltern und Angehörigen von betroffenen Kindern und Jugendlichen. Sie sollen ihre Vorbildfunktion bewusst wahrnehmen und stärken sowie die Relevanz ihrer Rolle erkennen. Eltern zeigen sich meist kooperativ und können mit diesem Arbeitsblatt in die Therapie eingeladen werden. Dabei bekommen sie die Stärkung, die sie in ihrer verantwortungsvollen Rolle benötigen.

AB 21 Entschuldigung an sich selbst

Selbstschädigendes Verhalten und selbstfeindliche Gedanken werden auf der Grundlage von Körperunzufriedenheit ganz schnell in unser Verhaltensrepertoire aufgenommen und werden auch schnell zu Grundannahmen, die nicht mehr hinterfragt werden. Sich dagegen zu schützen kann mithilfe dieses Arbeitsblattes gelernt werden: durch schützende Gesten, mit denen wir genau das Gegenteil von Selbstfeindlichkeit zum Ausdruck bringen. So kann nach und nach ein schützender Umgang mit sich selbst gelernt und automatisch ausgelöst werden, wenn blöde Gedanken auftauchen.

AB 22 Boden im Fass

Menschen mit Körperunzufriedenheit können Lob und liebevolle Worte meist nicht gut annehmen. Ganz im Gegenteil – sie werden sogar in Frage gestellt! Da ist es wichtig, einen guten Boden zu haben, damit sich das »Körperakzeptanzfass« in einem selbst füllen kann. Mithilfe dieses Arbeitsblattes wird ein Bewusstsein dafür geschaffen, dass die innere Einstellung wichtig ist, damit gute Gedanken und Gefühle auch ihren Raum einnehmen können. Das erfordert eine bewusste Entscheidung, die metaphorisch für Boden im Fass stehen kann. Dieser Boden kann die Bereitschaft fördern, gute Gefühle und Gedanken in Bezug auf den Körper zu sammeln und für sich zu bewahren.

INFO 2 Informationen zur Selbstfürsorge

Körperunzufriedenheit kann jeden treffen. Auch Psychotherapeut:innen dürfen unzufrieden mit ihrem Aussehen (gewesen) sein. So wie alle anderen Körper auch, unterliegen auch die Körper von Psychotherapeut:innen natürlichen Veränderungen, mit denen der eine mehr, die andere weniger hadert. Das muss nicht schlimm sein. Ganz im Gegenteil kann die Erfahrung, selbst mit dem Körper unzufrieden gewesen zu sein, neue Türen zum Verständnis von Patient:innen öffnen. »Wo ist mir Körperunzufriedenheit in meinem Leben begegnet?« und »Was sind meine Ressourcen gewesen, um keine klinisch bedeutsamen Symptome zu entwickeln?« sind Fragen, die zur Selbstreflexion einladen.

INFO 3 Informationen zur eigenen Körperhaltung

In der Arbeit mit Patient:innen dürfen Therapeut:innen eine wichtige Person nicht vergessen: sich selbst. Auch wenn die Arbeit von Therapeut:innen überwiegend verbal stattfindet, ist es wichtig, die Wirkung seines eigenen Körpers zu überprüfen, zu kennen und gezielt einzusetzen, um den therapeutischen Prozess zu unterstützen. »Wie ist meine Haltung zu meinen Patient:innen?« und »Wie kann ich meinen Körper als Co-Therapeut für die Therapie nutzen?« sind Fragen, die zur Verbesserung der eigenen Körperhaltung in der Therapie einladen.

INFO 4 Informationen zu Mitgefühl

In der Begegnung mit anderen Körpern können ganz unterschiedliche Gefühle auftauchen. Insbesondere Empathie ist eine zentrale Variable, die den Therapieprozess unterstützt. Diese eigenen körperlichen Signale wahrzunehmen, ist keineswegs schlimm. Insbesondere auf der Basis von Mitgefühl und Empathie können Patient:innen im gesunden Maß mitfühlend und empathisch mit sich selbst werden. Daher ist es wichtig, den eigenen Körper mitfühlend in die Therapie miteinzubinden. »Was braucht es, damit mein Empathie-Fass im Gleichgewicht ist?« und »Woran merke ich, dass mein Empathie-Fass zu voll oder zu leer ist?« sind passende Fragen. Sie laden dazu ein, den eigenen Körper, insbesondere in der Arbeit mit Körperbildstörungen, als Unterstützung zu erfahren und diesen als Quelle zu nutzen.

Rückenwind

Manchmal kommt es auf dem Schulhof zu Handgreiflichkeiten, wenn Kinder oder Jugendliche keine andere Lösung sehen. Manchmal gibt es dafür dann auch Strafarbeiten. Dumme Sprüche über das Aussehen werden meistens nicht bestraft, es gibt ja auch keine offensichtlichen Verletzungen. Aber auch sie können ganz schön weh tun. Das Problem ist: Manche Menschen wissen nicht, was das mit anderen macht. Weil Dinge nicht angesprochen oder geklärt werden.

Manchmal hilft es zunächst, wenn man einen Brief schreibt. Was würdest du dem Menschen, der dich wegen deines Aussehens beleidigt und dir damit wehgetan hat, gerne einmal sagen? Du kannst in diesem Brief deinen Gedanken und Gefühlen Raum geben und sie aufschreiben.

Hallo ....,

Kannst du dich noch an die Situation erinnern, in der ...

....

....

....

Da sind mir diese Gedanken durch den Kopf gegangen ...

....

....

....

Währenddessen und danach habe ich mich so gefühlt ...

....

....

....

Rückenwind

Ich möchte nicht, dass du das noch einmal machst, weil ...

....

....

....

Stattdessen möchte ich, dass du so mit mir umgehst ...

....

....

....

Liebe Grüße von

....

Was bräuchtest du, um mutig genug dafür zu sein, das einmal laut zu sagen?
Stell dir vor, wir Menschen fühlen uns meistens mutiger, wenn wir jemandem haben, der uns den Rücken stärkt, jemanden, der an unserer Seite steht. Magst du das einmal mit deinem Therapeuten oder deiner Therapeutin ausprobieren? Es ist ganz leicht: Gib derjenigen Person, mit der du die Übung machen willst, deine Erlaubnis, dass sie dich an den Schultern berühren oder sich neben dich stellen darf.

Wie fühlt sich das an? Kannst du mit diesem Sicherheitsgefühl deine Gedanken einmal laut vorlesen? Könnte daraus eine Stärke wachsen?

AB 13 • K J

Federleicht

Manchmal hören Kinder oder Jugendliche einfach auf zu essen. Das kann viele Gründe haben. Sie können …

- mit ihrer Figur unglücklich sein
- sich mit ihrem Gewicht unzufrieden fühlen
- mit ihren körperlichen Veränderungen überfordert sein, wenn sie sich vom Kind zur erwachsenen Frau oder zum erwachsenen Mann entwickeln

Manchmal kann das sogar so weit führen, dass ein lebensgefährlicher Zustand entsteht. Das Problem ist, dass Kinder und Jugendliche, die sehr wenig wiegen, dies gar nicht bemerken. Sie erkennen das Untergewicht nicht als Gefahr und dass sie in Wirklichkeit bereits federleicht sind. Nimm einmal eine Feder in die Hand oder stelle sie dir in deiner Hand vor.

Wie fühlt sich das an?
Was braucht eine so zarte Feder?

Federn sind dazu da, damit Vögel warm bleiben. Was benötigst du für ein gutes, warmes Leben?

Federn sind wichtig, um fliegen zu können. Welche Ziele hast du im Leben, was möchtest du erreichen, was möchtest du noch lernen? Wohin möchtest du »fliegen«?

Im Gegensatz zu einer leichten Feder ist das Essen manchmal ganz schön schwer. Was macht es so schwer für dich?

Trotzdem zu sich stehen

Manche Menschen können gut mit eigenen Schwächen umgehen. Anderen wiederum gelingt das nicht so gut. Stell dir deine besten Freunde oder deine besten Freundinnen vor. Auch sie können nicht alles. Auch sie haben nicht den perfekten Körper. Auch sie haben vielleicht manchmal das Gefühl, sich selbst nicht leiden zu können. Wahrscheinlich fällt es dir sehr viel leichter, deine Freunde und Freundinnen so anzunehmen, wie sie sind. Vielleicht hast du zu jemandem von ihnen auch schon einmal gesagt: »Ich stehe zu dir. Ich halte zu dir.«

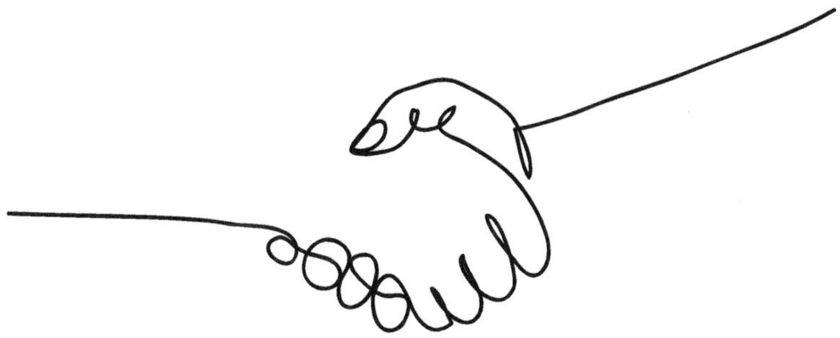

Umgekehrt gilt das Gleiche: Auch du hast bestimmt einen Freund oder eine Freundin. Sie stehen auch zu dir, wenn du dir selbst gegenüber manchmal gar kein guter Freund oder gar keine gute Freundin bist. Sie halten auch an Tagen zu dir, an denen du dich gar nicht leiden kannst.

- Was sind deine Schwächen?
- Was kannst du nicht?
- Womit an deinem Aussehen bist du unzufrieden?
- Wann kannst du dich überhaupt nicht leiden, was und wie denkst du dann über dich?

Vervollständige dafür einmal die Sätze in der linken Spalte des nächsten Blattes.

Trotzdem zu sich stehen

<table>
<tr><td>Das mag ich an meinem Körper gar nicht:</td><td rowspan="2"></td><td></td></tr>
<tr><td>Manchmal fühle ich mich dadurch …</td><td></td></tr>
</table>

Wie fühlt sich das an? Jetzt nutzen wir einmal den guten Freund oder die gute Freundin in dir! Dazu nutzen wir das Wort:

TROTZDEM

- ▶ Und nun schreib einmal in die rechte Spalte: »Ich stehe trotzdem zu mir«, »Ich halte trotzdem zu mir«.
- ▶ Du kannst das Wort »TROTZDEM« auch ausschneiden und in den freien Raum zwischen den Spalten kleben.
- ▶ Wie fühlt sich das an?

Hey, man kann nicht immer Widerstand gegen eigene Gefühle und Gedanken leisten, aber mit dem Wort »Trotzdem« wird es dir bestimmt besser gelingen.

Gesunder Umgang mit Gefühlen

Essen kann unterschiedliche Gründe haben. Wir können essen, weil …

- wir Hunger haben.
- wir in Gesellschaft sind.
- wir Frust haben und Essen unsere Stimmung verbessert.
- wir uns belohnen wollen.

Manchmal essen wir zu viel. Dann können wir Angst bekommen, dass wir zunehmen. Manchmal passiert es dann, dass wir eine Diät machen. Oder sogar, dass wir uns heimlich übergeben, weil wir uns so beschämt fühlen. Um das Essverhalten zu verstehen, können wir uns das Wetter vorstellen: Es gibt Sonnenschein. Es gibt dunkle Wolken, die aufziehen und einen Wetterwechsel wahrscheinlich machen. Es gibt Gewitter.

- Wann ist noch alles bei dir im Jubel, Trubel, Sonnenschein? Wann ist das Essen ausgeglichen?

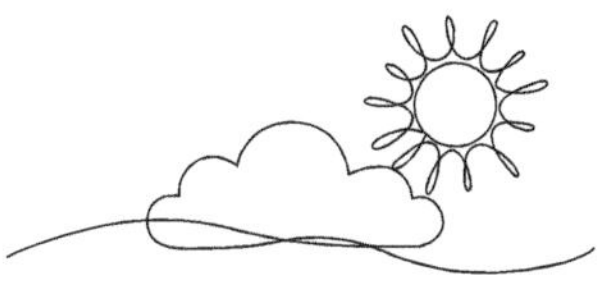

- Welche Wolken ziehen bei dir auf und verändern das Essverhalten? Was sind Gründe dafür, dass du dich möglicherweise überisst?

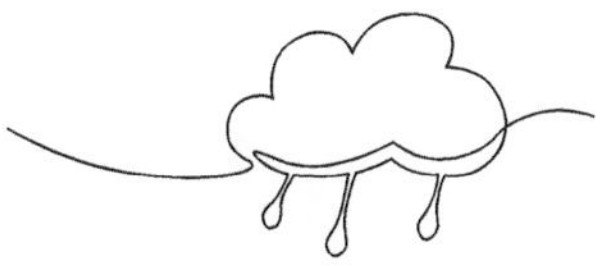

- Empfindest du Gewichtszunahmen für dich als so bedrohlich wie ein Gewitter? Welche Techniken hast du, um diesem gefühlten Unwetter wie einer Gewichtszunahme entgegenzuwirken?

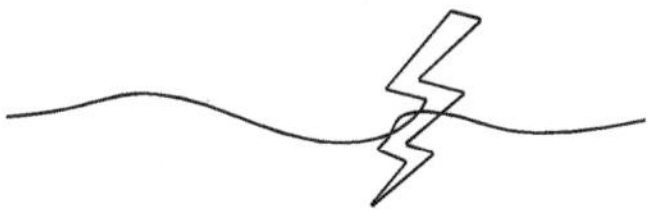

Hast du Lust zu einer Expertin oder einem Experten für Wettervorhersagen zu werden? Was könnte dir helfen, dass du Wetterumbrüche frühzeitig erkennst, damit du in keinen Tornado an ungesundem Essverhalten hineingerätst?

AB 16 • K J

Um Verzeihung bitten

Stell dir vor, manchmal kommentieren Kinder oder Jugendliche das Aussehen von anderen hinter vorgehaltener Hand, in sozialen Medien oder direkt im Klassenzimmer. Sie machen sich lustig, ziehen unschöne Vergleiche oder schreiben verletzende Kommentare. Das kann auch online passieren.

Ist dir das auch schon einmal passiert, dass du einer anderen Person etwas Verletzendes über ihr Aussehen gesagt hast? Hast du auch schon einmal verletzende Kommentare geschrieben? Wie hast du dich dabei gefühlt?

Wenn dir das schon einmal passiert ist, dann lass uns doch einmal die Perspektive zusammen wechseln.

- ▶ Was glaubst du, wie hat sich die Person danach gefühlt?
- ▶ Was glaubst du, würde der Person helfen, dass es ihr besser ginge?

Du kannst das in die Gedankenblase schreiben.

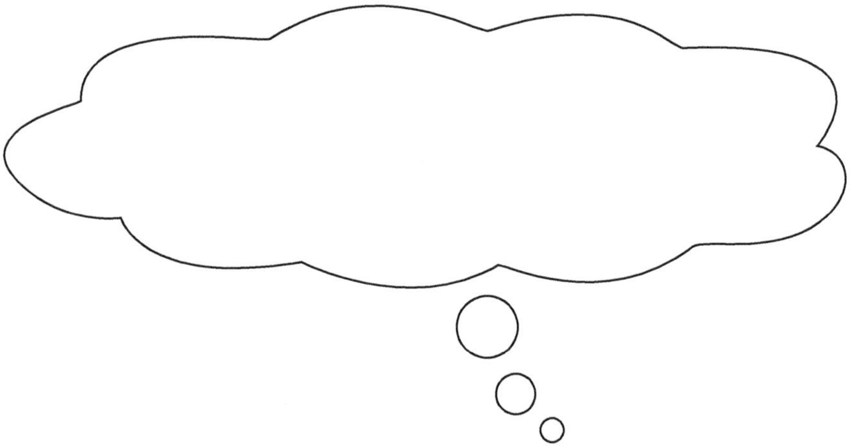

Manchmal macht man Dinge, die man danach wieder bereut. Wichtig ist, sich einzugestehen, dass das ein Fehler war und man sich entschuldigt. Wie würde deine Entschuldigung aussehen? Du kannst nun auch deine Entschuldigung in die Gedankenblase schreiben.

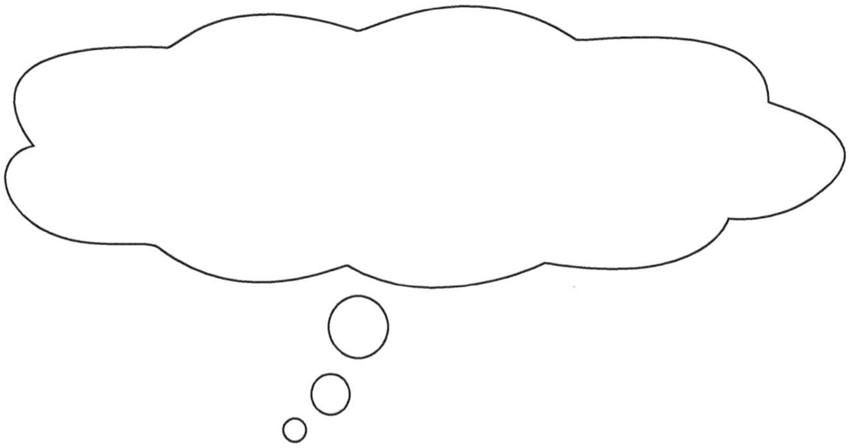

Wenn du magst, dann lies es deinem Therapeuten oder deiner Therapeutin einmal vor. Vielleicht kannst du dich sogar bei der Person selbst entschuldigen. Traust du dir das zu?

Sicherer Selbstwert

Flamingos stehen meistens auf einem Bein. Eine ganz schön wackelige und unsichere Angelegenheit. Wenn wir mit unserem Aussehen unzufrieden sind und unseren Wert nur von unserem Aussehen abhängig machen, kann es uns genauso gehen: Unser Selbstwert steht dann auf einem wackeligen Bein. Lass uns einmal zusammen überlegen, warum das Aussehen so wichtig für dich ist und was damit alles zusammenhängt.

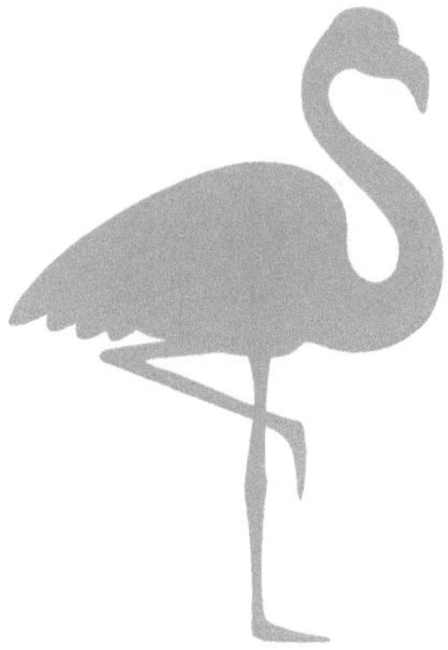

Welcher Körperbereich ist dir besonders wichtig? ....

....

....

Welche Körperteile vergleichst du mit anderen? ....

....

....

Gibt es Dinge, die du vermeidest, damit du keine Scham fühlst? ....

....

....

Gibt es Dinge, die du immer wieder tust? Z.B. Selfies, Kontrollen im Spiegel, Abtasten des Körpers?

....

....

Sicherer Selbstwert

Gibt es vielleicht sogar den Drang dazu, genau diese Kontrollen auszuführen? ....

....

....

Wie oft denkst du am Tag über dein Aussehen nach? ....

....

....

Hast du dir schon öfter die Frage gestellt, was andere über dein Aussehen denken? ....

....

....

Wenn Freunde, Freundinnen oder deine Familie sagen, dass du hübsch bist, glaubst du ihnen das? Oder denkst du, dass sie flunkern? ....

....

....

Hast du schon einmal Dinge getan, damit bestimmte Körperbereiche verdeckt sind? Z.B. Mit Make-Up oder bestimmter Kleidung? ....

....

....

Was glaubst du, was könnte dir noch ein sichereres Gefühl geben? Was wäre ein gutes zweites Standbein, damit du nicht so wackelig stehst? ....

....

....

Ehrlich vergeben

Stell dir vor, manchmal machen sich andere Kinder oder Jugendliche lustig über einen, ziehen unschöne Vergleiche oder schreiben verletzende Kommentare. Ist dir das auch schon einmal passiert, dass du einer anderen Person etwas Verletzendes über ihr Aussehen gesagt oder verletzende Kommentare geschrieben hast?

Manchmal haben wir danach Schuldgefühle. Weil wir wissen, dass wir etwas falsch gemacht haben. Dann trägt man eine schwere Last, wie ein dickes Buch oder einen anderen schweren Gegenstand mit sich herum. Nimm einmal ein solch schweres Buch in die Hand und versuche es auf ausgestreckten Armen einen Moment lang zu halten. Wenn dir das nach einer gewissen Zeit schwerfällt: Was würdest du jetzt am liebsten tun, wenn du an deine Schuldgefühle denkst?

- ☐ Mich wieder freier fühlen.
- ☐ Die Schuld ablegen.
- ☐ Mich entschuldigen, damit die Last kleiner ist.
- ☐ Versprechen, dass ich das nie wieder mache.
- ☐ ....

Wenn du bereit bist, diese schweren Gefühle abzulegen, dann könntest du heute ein Lesezeichen mit deiner Therapeutin oder deinem Therapeuten basteln. Es kann dich dann immer an die Stelle erinnern, an der du damit aufgehört hast, keine Kommentare mehr über das Aussehen von anderen zu machen.

- ▶ Welche Farbe müsste das Lesezeichen haben?
- ▶ Welche Symbole müssten mit auf das Lesezeichen?
- ▶ Welche Worte wären hilfreich?

Lesezeichen sind zwar etwas altmodisch, denn bei E-Books braucht man sie heute nicht mehr. Aber Entschuldigungen kommen nicht so leicht aus der Mode – was meinst du?

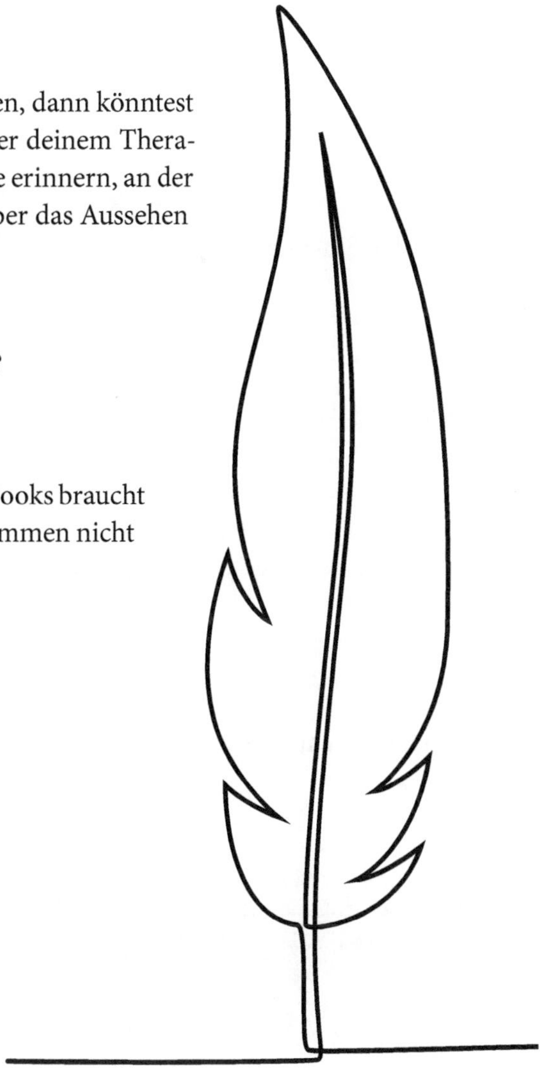

Schutzbedürfnisse

Manchmal essen wir aus Hunger. Manchmal kann es uns aber auch passieren, dass wir essen und essen und essen und gar nicht mehr merken, ob wir noch Hunger haben oder ob wir schon satt sind. Manchmal haben diese Extra-Kilos eine wichtige Funktion: Sie geben uns Schutz.

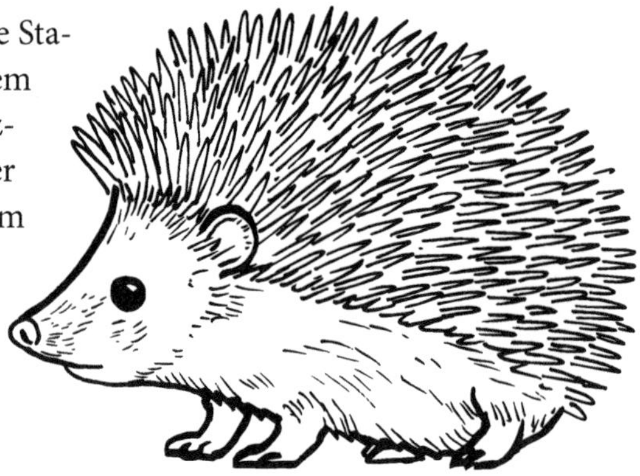

Stell dir einen Igel vor. Erst nach der Geburt treten seine Stacheln aus der Haut hervor und werden allmählich zu einem harten Stachelkleid. Sie werden zu einem richtigen Schutzschild! Klar, Menschen haben keinen Stachelpanzer. Aber sie haben manchmal den Wunsch nach einem Panzer, um nicht verletzt zu werden. Hey, nun roll dich nicht ein wie ein Igel. Du musst dich nicht schämen. Lass uns lieber einmal zusammen überlegen, welche Funktionen so ein »Stachelpanzer« hat!

Ein dickes Fell oder einen Panzer zu haben, …

hilft bei welchen Gefühlen? ....

....

hilft in welchen Situationen? ....

....

lässt was abperlen? ....

....

ist hilfreich bei welchen Streitigkeiten? ....

....

schützt dich vor wem oder was? ....

....

ist nicht immer die Lösung. Was denkst du, bräuchtest du statt eines Körperpanzers? ....

....

Informationen für Eltern bei Gewichtsveränderungen

Körperbildsstörungen treten auch im Bereich der Essststörungen auf. Die Anorexia Nervosa ist eine schwere Störung, da sie mit einer erhöhten Streblichkeit verbunden ist. Daher ist bei einem Verdacht auf eine Essstörung wichtig, sich frühzeitig professionelle Hilfe zu suchen, um die Heilungschancen zu erhöhen. Insbesondere nahestehende Personen bemerken zuerst die Auffälligkeiten oder Veränderungen im Essverhalten eines Kindes oder von Jugendlichen.

Welche Symptome es zu beachten gilt:
Sozialer und emotionaler Bereich

- Zieht mein Kind sich im sozialen Miteinander zurück?
- Ist mein Kind oft wütend, leicht reizbar oder ist die Stimmung niedergeschlagen?
- Hat mein Kind Angst, zu dick zu werden?
- Findet mein Kind den eigenen Körper zu dick, während es von anderen als dünn wahrgenommen wird?

Bereich Essverhalten und Gewicht

- Macht mein Kind Diäten?
- Vermeidet es (hoch-) kalorische Speisen?
- Verzichtet mein Kind auf bestimmte Nahrungsmittel? Werden bestimmte Mahlzeiten ausgelassen?
- Habe ich schon einmal Essanfälle bei meinem Kind beobachtet, während derer mein Kind unkontrolliert eine große Nahrungsmenge innerhalb kurzer Zeit zu sich nimmt?
- Zählt mein Kind Kalorien, führt Kalorienlisten oder nutzt bestimmte Apps?
- Ist es in letzter Zeit zu einer starken Gewichtszunahme oder Gewichtsabnahme bei meinem Kind gekommen?
- Wiegt mein Kind sich täglich?

Beratungsangebote

- Suchen Sie sich Hilfe, denn je eher eine Essstörung erkannt wird und behandelt werden kann, desto günstiger wirkt sich das auf den Verlauf einer Essstörung aus.
- Sprechen Sie mit Ihrem Kinderarzt oder Ihrer Kinderärztin.
- Nutzen Sie Angebote der ambulanten Psychotherapie.
- Scheuen Sie sich nicht, stationäre oder teilstationäre Hilfe in Anspruch zu nehmen.
- Nutzen Sie die Chance von Selbsthilfegruppen.

Was Sie tun können

Wenn Sie Ihr Kind oder ein Ihnen anvertrautes Kind auf das mögliche Vorliegen einer Essstörungsproblematik ansprechen wollen, gibt es einige Dinge, auf die Sie achten können.

- Nicht die Augen vor dem Problem verschließen, denn Essstörungen sind unbehandelt meistens nicht nur eine vorübergehende Phase.
- Akzeptieren Sie, dass Sie für das Problem Hilfe in Anspruch nehmen müssen. Ähnlich zu einem Beinbruch des Kindes, bei dem Sie Ihrem Kind nicht selbst einen Gips anlegen würden, ist es unumgänglich, auch im Bereich von auffälligem Essverhalten Hilfe von außen in Anspruch zu nehmen.
- Seien Sie nicht anklagend oder vorwurfsvoll.
- Kritisieren Sie nicht das Essen oder die Figur und das Aussehen des Kindes.
- Stellen Sie das Essverhalten nicht in den Vordergrund des Gesprächs.

Informationen für Eltern bei Gewichtsveränderungen

- Stellen Sie keine Diagnosen.
- Öffnen Sie sich.
- Sagen Sie, dass Sie sich Sorgen machen.
- Beschreiben Sie, was Sie an Veränderungen beobachtet haben.
  - z. B. »Ich mache mir Sorgen. Ich habe etwas Angst um dich, … weil ich beobachtet habe, dass du deine Butterbrote aus der Schule nicht mehr isst. Warum ist das so?«
  - z. B. »Ich mache mir Sorgen. Ich habe etwas Angst um dich, … weil ich sehe, dass du dich immer mehr von deinen Freunden bzw. Freundinnen zurückziehst. Warum machst du das?«
- Lassen Sie sich nicht durch Erklärungen beruhigen. Betroffene streiten das veränderte Essverhalten meist ab.
- Versuchen Sie das Kind nicht zum / zur Psychiater:in oder Kinderarzt bzw. Kinderärztin zu zwingen, sondern es dazu zu motivieren. Das geht auch darüber, dass man dem Kind als verlässliche:r Partner:in bei diesem Problem zur Seite steht:
  - »Wir kriegen das hin!«
  - »Ich bin immer an deiner Seite!«
  - »Ich unterstütze dich dabei!«
- Trotz allem sind und haben Sie die Verantwortung für Ihr Kind. Begründen Sie einen Arztbesuch, indem Sie durch Vergleiche zu körperlichen Symptomen oder Erkrankungen herstellen. Denn bei einem Unfall mit Übelkeit, Schwindel und Kopfschmerzen würden Sie auch zum Arzt gehen.

Wichtig zu beachten

- Ist eine Essstörung bereits stark ausgeprägt, ist die Hilfe und Unterstützung eines Arztes / einer Ärztin unerlässlich. Denn Essstörungen zählen zu den psychosomatischen Störungen. Sie haben zahlreiche Auswirkungen: nicht nur auf die Psyche des Kindes, sondern auch auf den Körper selbst. Einige Folgeerkrankungen sind irreversibel. Das bedeutet, dass einige Nebenwirkungen von ungesundem Essen zwar mit der Normalisierung des Essens wieder von alleine verschwinden, andere wiederrum wie z. B. Osteoporose (also die Knochenbrüchigkeit) ein Leben lang fortbestehen können.
- Achten Sie zudem auf sich selbst. Sie können Ihrem Kind nur eine Unterstützung sein, wenn Sie selbst ausreichend gestärkt sind. Suchen Sie sich Unterstützung für Angehörige oder familientherapeutische Hilfe.
- Eine Essstörungsproblematik kann sehr belastend für Angehörige sein. Wut und Scham, aber auch Hilflosigkeit können von nahestehenden Personen erlebt werden. Das führt meist zu inneren Konflikten in Bezug auf das eigene Kind. Sprechen Sie auch mit einem professionellen Berater oder einer professionellen Beraterin, um mit Ihren eigenen Gefühlen gut umgehen zu können.
- Seien Sie Ihrem Kind das Vorbild, das es braucht: eines, das sich gut ernährt, den Körper pflegt und eigene Grenzen achtet.
- Schaffen Sie die Bedingungen, die zu einem guten und gesunden Essverhalten beitragen. Hierzu ist es meist ratsam, mit den Behandelnden bestimmte Regeln zu besprechen, damit Sie nicht unwissentlich die Krankheit mit aufrechterhalten.
- Versuchen Sie die Absprachen und besprochenen Strukturen einzuhalten und informieren Sie sich über die Ziele.
- Machen Sie sich klar, dass das betroffene Kind an einer psychischen Erkrankung leidet. Akzeptieren Sie, dass Sie es nicht therapieren können und überlassen Sie die Behandlung Expert:innen. Sie sind hier in guten Händen.

Vorbildfunktionen

Ein gutes Vorbild sein

(1) Gibt es Vorwürfe, die Sie sich selber machen? Machen Sie sich 10 Minuten darüber Gedanken und schreiben Sie diese Gedanken und Vorwürfe auf.

....

....

....

(2) Nun nehmen Sie den Zettel und zerknüllen ihn, dass er wie ein Ball in Ihre Hand passt. Gehen Sie zum Mülleimer und werfen Sie ihn zielsicher dort hinein. Werfen Sie diese Vorwürfe regelrecht in die Tonne – denn diese helfen uns in der Arbeit an einem guten Körperbild Ihres Kindes nicht weiter.

(3) Überlegen Sie einmal, was Sie glauben, welches Vorbild Ihr Kind braucht. Wie müssten Sie sich als erwachsene Person Ihrem eigenen Körper gegenüber verhalten, damit Ihr Kind sich einen guten Umgang mit dem eigenen Körper abschauen kann?

Was tun Sie schon sehr vorbildlich und was ist noch ausbaufähig?

Fragen zur Selbstreflexion:

- Wie sieht mein Essverhalten aus? Was lebe ich vor?
- Bewege ich mich regelmäßig?
- Habe ich Freude? Was tue ich, um glücklich zu sein?
- Wann war ich das letzte Mal fröhlich? Und wie konnte man es mir anmerken?
- Wie sieht es aus mit Schlafengehen und Pausen machen, wenn ich erschöpft bin?
- Vergleiche ich mich mit anderen?
- Wie stehe ich vor dem Spiegel?
- Was tue ich mir und meinem Körper Gutes?

Überlegen Sie, was Sie glauben, welches Vorbild Ihr Kind in diesen Bereichen braucht.

Wie können Sie sich Ihrem eigenen Kind gegenüber verhalten, dass es seinen eigenen Körper lieb hat? Wie verhalten Sie sich gegenüber dem Körper Ihres Kindes? Was können Sie tun, damit sich Ihr Kind einen guten Umgang mit seinem eigenen Körper abschauen kann?

....

....

....

....

Vorbildfunktionen

Hier ein paar Möglichkeiten:

- ▶ Vergleiche mit anderen Kindern reduzieren
- ▶ Überhöhte Anforderungen und Leistungen herunterschrauben
- ▶ Guten Körperkontakt fördern, Grenzen achten
- ▶ In den Arm nehmen, wenn das Bedürfnis da ist

(4) Schauen Sie selbst auf sich: Was glauben Sie, können Sie gebrauchen, um Ihrem Kind eine gute Begleitung raus aus Körperunzufriedenheit oder einer körperbildassoziierten Störung zu sein?

Welchen guten Gedanken über sich als Mutter, Vater oder Bezugsperson haben Sie, den Sie sich ins Portemonnaie oder an den Kühlschrank hängen können?

Ich bin eine gute Mutter, weil …

- ▶ ....
- ▶ ....
- ▶ ....

Ich bin ein guter Vater, weil …

- ▶ ....
- ▶ ....
- ▶ ....

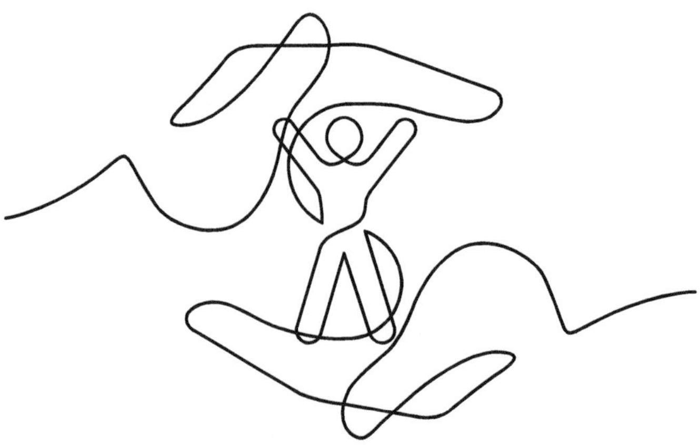

Entschuldigung an sich selbst

Vergeben und Verzeihen sind ganz schön große Herausforderungen. Wenn wir nicht sehr freundlich mit unserem Körper umgegangen sind, wenn wir schlecht über ihn gedacht haben oder ihm sogar schon einmal absichtlich geschadet haben, dann können verschiedene Gefühle auftauchen.

Welche Reaktionen kennst du?

Gefühle	**Was spürst du in deinem Körper, wenn du dieses Gefühl hast?**
☐ Scham	....
☐ Trauer	....
☐ Wut	....
☐ Hilflosigkeit	....
☐ Schuldgefühle	....

Sich selbst etwas zu vergeben ist meistens noch schwerer als anderen zu verzeihen. Was glaubst du, würde dein Körper dazu sagen, wenn du dich bei ihm entschuldigst? Du kannst dafür einmal ausprobieren, deine Hände auf deinen Kopf zu legen: Entweder oberhalb deiner Ohren oder wie ein Dach geformt.

Gefühle	**Wie fühl sich der andere Umgang mit den Gefühlen an? Was macht das mit deinen Gefühlen?**
☐ Scham	....
☐ Trauer	....
☐ Wut	....
☐ Hilflosigkeit	....
☐ Schuldgefühle	....

Kann das eine Geste sein, die dich daran erinnert, dass du deinen Körper nun schützend behandeln willst? Du könntest sie immer dann ausführen, wenn blöde Gedanken über dich und dein Aussehen in deinen Kopf kommen – als wahre Schutzreaktion!

Boden im Fass

Stell dir mal ganz viele Regentropfen vor. Wenn es lange und viel regnet, kann ein Regenfass seinen Sinn erfüllen, wenn es immer voller mit Wasser wird. Wenn wir mit unserem Körper unzufrieden sind und unser Aussehen nicht mögen, dann ist das jedoch wie ein Fass ohne Boden: Stell dir vor, dass gute Körpergefühle und gute Gedanken über unser Aussehen wie Regentropfen sind.

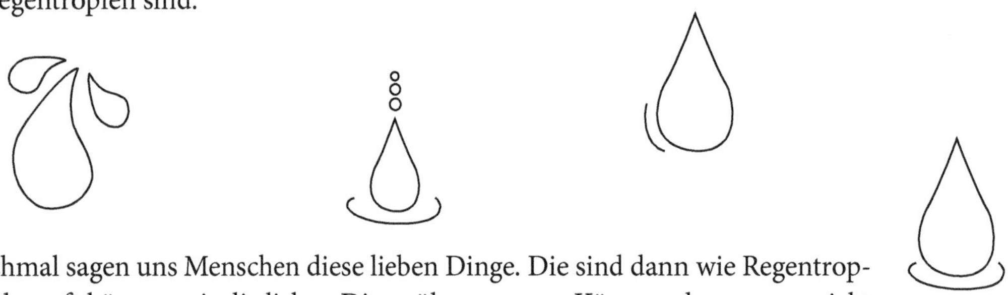

Manchmal sagen uns Menschen diese lieben Dinge. Die sind dann wie Regentropfen. Aber oft können wir die lieben Dinge über unseren Körper oder uns gar nicht annehmen. Wir stellen sie sogar in Frage! Wir fangen sie also nicht in uns auf, »das Fass ist ohne Boden« – und so kann es nicht voll werden und wir können die guten Dinge nicht in uns weitertragen.

Was haben dir Menschen schon liebes über dich, deinen Körper und dein Aussehen gesagt? Du kannst es in die Regentropfen malen. Es ist wichtig, einen Boden im Fass zu haben, damit gute Gefühle und Gedanken sich in dir sammeln und dich füllen können wie der Regen das Fass! Du kannst diesen Boden in die Zeichnung malen. Das ist unser Bauplan. Nur wo könnte dieser Boden in dir sein? Wo könntest du ihn beim nächsten Mal am besten spüren, wenn dir jemand etwas liebes sagt?

- ☐ Im Bauch, wenn du deine Hände darauf legst?
- ☐ In deinen Füßen, wenn du mit deinen Zehen den Boden berührst?
- ☐ In deinen Händen, wenn du sie zu einer Schale formst?
- ☐ Oder ganz woanders, nämlich hier: ....

Den Regen können wir wie das gesamte Wetter nicht beeinflussen. Aber wir können einen Boden in dir bauen, damit dein Fass mit guten Gedanken und Gefühlen gefüllt werden kann.

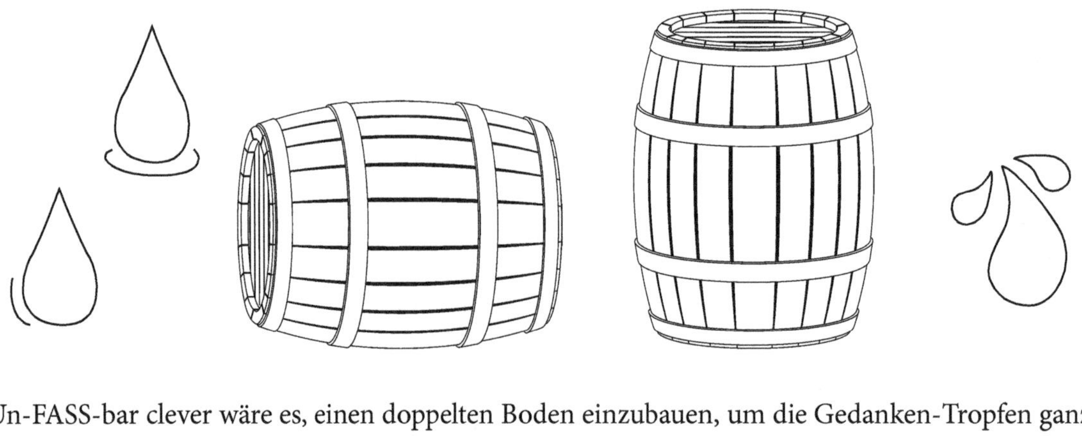

Un-FASS-bar clever wäre es, einen doppelten Boden einzubauen, um die Gedanken-Tropfen ganz sicher verwahren zu können. Hast du Ideen, wie so ein doppelter Boden aussehen könnte?

Informationen zur Selbstfürsorge

Körperunzufriedenheit kann Menschen in unterschiedlichem Ausmaß im Leben begegnen. Auch Psychotherapeut:innen können aussehensbezogenes Mobbing in der Schuler erlebt haben. Auch sie müssen sich durch operative Eingriffe oder Verletzungen im Laufe des Lebens mit körperlichen Veränderungen auseinandersetzen. Auch durch den Prozess des Alterns können Fragen für die Relevanz des Aussehens in Bezug auf den Selbstwert auftauchen.

Das Körperbild, seine Veränderungen und die Haltung, die Menschen dazu einnehmen, sind und bleiben ein Prozess, den Menschen unterschiedlich gut und auf unterschiedliche Art und Weise bewältigen können. Sich damit bewusst auseinanderzusetzen, kann helfen, eine eigene gesunde Haltung zum Körper und Körperbild beizubehalten.

(1) Tragen Sie an den Anfang des Zeitstrahls Ihr Geburtsdatum ein.

(2) Tragen Sie an das Ende des Zeitstrahls das aktuelle Datum ein.

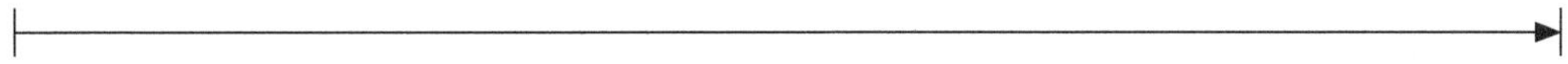

....

(3) Wählen Sie nun eine neutrale Farbe Ihrer Wahl und gestalten Sie die Lebenslinie mit wichtigen biographischen Eckdaten.
- Wann sind Sie zur Schule gegangen?
- Wann haben Sie Ihr Studium aufgenommen?
- Waren Sie im Ausland?
- Haben Sie geheiratet oder Kinder bekommen?
- Wann wurden Sie approbiert?
- Wo haben Sie wie lange gearbeitet?

(4) Nun wählen Sie eine Farbe, die für die Zufriedenheit mit Ihrem Aussehen steht. Zeichnen Sie Ihre ganz individuelle Körperzufriedenheitskurve in die Abbildung.
- Wann waren Sie ganz besonders zufrieden mit Ihrem Körper?
- Wann waren Sie unzufrieden mit Ihrem Körper?
- In welchen Lebensabschnitten hatten Sie mehr oder weniger Last mit Ihrem Körperbild?
- An welchen Normen oder Vorbildern haben Sie sich dabei orientiert?

Informationen zur Selbstfürsorge

(5) Wenn Sie mit Ihrer persönlichen Körperzufriedenheit-Biographie fertig sind, treten Sie einen Schritt zurück. Betrachten Sie die Körperzufriedenheit-Biographie einen Moment. Nehmen Sie sich Zeit.
- Überlegen Sie dann sorgfältig, welche Ressourcen es zu welchen Zeiten gab, die Sie dabei unterstützt und dazu beigetragen haben, dass Sie mit Ihrem Körper zufrieden waren.
- Prüfen Sie auch, welche Ressourcen dazu beigetragen haben, dass das Körperbild nicht die einzige Dimension war, auf deren Grundlage Sie Ihren Selbstwert bestimmt haben.
- Überlegen Sie, welche Vorbilder und welchen zwischenmenschlichen Umgang Sie erfahren haben, die dazu geführt haben, dass Sie keine Körperbildstörung entwickelt haben.

(6) Fügen Sie nun Ihre Ressourcen in das Schaubild ein mit Farben, Worten oder Symbolen Ihrer Wahl.

(7) Legen Sie Ihren rechten Arm auf Ihre linke Schulter und signalisieren Sie Ihrem Körper eine stolze Verbundenheit.

Platz für Ihre Erkenntnisse:

....

....

....

....

....

....

....

....

....

....

....

....

Informationen zur eigenen Körperhaltung

Viele Psychotherapeut:innen kennen das Problem langer Arbeitstage mit einem hohen Maß an Verantwortung und Aufmerksamkeit, die meistens in sitzender Tätigkeit ausgeführt werden. Nach und nach rutschen wir immer tiefer in unsere Sessel hinein, sitzen gebeugt oder halten uns an Klemmbrettern fest. Wir bewegen uns im Raum, um Patient:innen zu begrüßen oder um die Flipchart zu benutzen. In der Regel ist der körperliche Aktionsradius darauf beschränkt.

Aber körperliche Präsenz ist im Therapieraum von zentraler Bedeutung und das insbesondere in der Arbeit mit Körperbildstörungen. Vigilanz und Aufmerksamkeit dürfen und können sich gar nicht nur auf kognitiver Ebene abspielen. Insbesondere körperliche Wachheit und Präsenz kann unsere Haltung unseren Patient:innen gegenüber abbilden – und das ohne viele Worte. Denn unsere Körper kommunizieren durch Spiegelneurone: sie signalisieren, die Körper reagieren aufeinander, werden synchron.

(1) Nehmen Sie einmal eine typische Sitzposition und Haltung ein, in der Sie überwiegend Ihrer psychotherapeutischen Arbeit nachkommen.

Überprüfen Sie:
- Tut Ihnen diese Haltung gut?
- Was glauben Sie, signalisieren Sie mit dieser Körperhaltung Ihren Patient:innen?

(2) Nehmen Sie einmal eine typische Sitzposition und Haltung ein, die eine wertschätzende Neugier und Interesse an Patient:innen signalisiert.

Überprüfen Sie:
- Wie atmen Sie in dieser Körperhaltung?
- Wie weit sind Ihre Augen geöffnet?
- Wie beweglich sind Ihre Gesichtsmuskeln?
- Wie stehen Ihre Füße auf dem Boden?
- Wie ist die Haltung Ihrer Hände?
- Was glauben Sie, signalisieren Sie mit dieser Körperhaltung Ihren Patient:innen?

(3) Nehmen Sie einmal eine adäquate Körperhaltung ein, mit der Sie Ihrem Gegenüber zeigen, dass Sie sich wohl in Ihrem Körper fühlen und Sie mit Ihrem Körperbild zufrieden sind.

Sie dürfen ...
- sich hierfür im Raum bewegen und ihn vollständig einnehmen.
- Ihre Stimme modulieren.
- Gegenstände zur Hilfe nehmen.
- Handlungsabläufe demonstrieren.
- überprüfen, wie der Abstand zu anderen Menschen sein muss, damit Sie sich wohlfühlen.

(4) Überprüfen Sie, welche minimalen Interventionen Ihnen in Sitzungen helfen können, aus einer körperlichen Bewegungslosigkeit zu kommen, z. B. indem Sie …
- regelmäßig durchatmen, auch innerhalb einer Sitzung.
- sich regelmäßig aufrichten.
- Hände zur Unterstützung Ihrer Worte einsetzen.
- sich interessiert nach vorne beugen.
- Verantwortung abgeben, indem Sie sich nach hinten lehnen.
- Ihren Rücken an der Lehne spüren, wenn Sie in schwierigen Situationen Halt brauchen.

INFO 4 • T

Informationen zu Mitgefühl

Empathie ist eine wichtige Grundlage für den therapeutischen Prozess. Mitgefühl mit seinen Patient:innen zu haben, kann diese in vielen Fällen dazu befähigen, dass sie selbst mitfühlend und empathisch mit sich werden. Auf dieser Grundlage kann dann neues Verhalten und eine neue, zugewandte Haltung zu sich selbst möglich werden.

(1) Woran merken Sie, dass Sie empathisch mit Patientinnen oder Patienten sind?
- Was passiert in Ihrem Körper?
- Welche Handlungstendenzen entstehen hieraus?
- Welche Reaktionen zeigen sich ganz automatisch?

(2) Unser Körper in der psychotherapeutischen Arbeit ist eine wichtige Ressource. Stellen Sie sich Ihren Körper wie ein großes Fass vor – ein großes Fass voller Empathie und deren Möglichkeit, einander zu begegnen.
- Machen Sie einmal einen Realitäts-Check: Wie voll ist Ihr Empathie-Fass aktuell?
- Welche Lecks und Löcher gibt es im Alltag, die das Fass zum Auslaufen bringen?
- Welche doppelten Böden haben Sie, damit Ihre Fähigkeit zur Empathie aufrechterhalten wird?
- Wie fühlt sich zu viel Empathie an und zu welchen Effekten führt dies?
- Wie können Sie selbst ihre Ressourcen wieder aufladen, damit das Fass nicht ausläuft?

(3) Vielleicht finden Sie, neben Ressourcen in Ihrer Freizeit, kleine Alltagshelfer, die Ihrem Körper guttun und ihm signalisieren: Ich bin auch noch da! Überprüfen Sie, ob Ihnen kleine Interventionen zwischen den Sitzungen helfen können, Ihren Körper wieder besser in der nächsten Sitzung einzusetzen. Versuchen Sie, nicht nur empathisch mit Patient:innen umzugehen, sondern auch mit dem eigenen Körper. Kleine Zeichen der Wertschätzung reichen dafür manchmal schon aus:
- Waschen Sie sich bewusst die Hände.
- Ziehen Sie einmal die Schuhe in der Pause aus.
- Massieren Sie Ihre Wangen.
- Kneten Sie Ihre Hände und Beine richtig durch.
- Gähnen Sie.
- Trinken und essen Sie bewusst.
- Lehnen Sie sich an eine Wand.
- Lauschen Sie der Stille.
- Legen Sie die eine Hand in die andere und sagen Sie sich, was Sie heute gut gemacht haben.

3 Körperbildstörungen auf verschiedenen Ebenen: Emotion, Kognition, Verhalten, Perzeption

Körperbildstörungen führen zu Leiden und Beeinträchtigungen, die sich auf folgenden Symptomebenen äußern: Verhalten, Emotionen, Kognitionen und Suizidgefährdung (Schieber & Martin, 2016). Zu den typischen Emotionen zählen hierbei Scham und Ekel (Kollei & Martin, 2010). Typisch für Betroffene ist die andauernde gedankliche Beschäftigung mit der als makelhaft empfundenen Körperstelle sowie sich wiederholende Verhaltensweisen, um diese zu verdecken oder zu verändern (Phillipps, 2005). Häufig vergleichen sich Betroffene mit anderen Personen (Philips, 2005). Auffällig ist, dass Gesunde ihren Körper als Ganzes betrachten und sie sich gleichermaßen auf attraktive wie unattraktive Körperbereiche fokussieren (Kollei & Martin, 2014), wohingegen Personen mit einer Körperdysmorphen Störung sich stärker auf die als makelhaft empfundenen Körperbereiche fokussieren. Sie richten ihre Aufmerksamkeit nach innen, sodass ein extremes Bewusstsein des Selbst und eine übermäßige bewusste Wahrnehmung des eigenen Körpers aus einer Beobachterperspektive stattfindet (Veale & Neziroglu, 2010). Durch die selbst-fokussierte Aufmerksamkeit werden bestimmte Aspekte des Aussehens magnifiziert und ein gestörtes Körperbild kann sich entwickeln (Veale & Neziroglu, 2010).

Körperbildstörungen nehmen einen Einfluss auf unsere Gefühle, unsere Gedanken, unser Verhalten und unsere Wahrnehmung. Manchmal bedingt eine dieser Ebenen eine andere, sodass sich Störungsmuster verstärken und aufrechterhalten. Genau diesen Einfluss kann man sich aber auch zu Nutze machen, wenn es darum geht, einen gesunden und wohlwollenden Umgang mit sich zu lernen. Hierzu liefert dieses Kapitel verschiedene Ansatzpunkte, auf den genannten vier Ebenen Veränderungen vorzunehmen – oder sie sich wenigstens schon einmal bewusst zu machen. Denn Einsicht in störungsspezifische Prozesse kann eine Grundlage für Veränderung darstellen. Die folgenden Arbeitsblätter laden genau dazu ein:

- Auf kognitiver Ebene sollen andere Sichtweisen trainiert und typische Gedankenmuster verändert werden (z. B. das Vergleichen mit anderen, Erarbeitung neuer individueller Maßstäbe).
- Auf perzeptiver Ebene können Körpergrenzen erfahren und Techniken gelernt werden, um Körpergrenzen einzufordern, die möglicherweise überschritten wurden.
- Auf emotionaler Ebene verhelfen die Arbeitsblätter, Gefühle, die mit dem Körper und dem Körperbild (z. B. im Spiegel) einhergehen, zu verstehen und zu regulieren.
- Auf behavioraler Ebene werden Sicherheits- und Vermeidungsverhalten exploriert.

Die Arbeitsblätter ermöglichen, z. B. über die Stärkung sozialer Kompetenzen langfristig aussehensbezogene Belastungssituationen zu bewältigen ohne auf Sicherheits- und Vermeidungsverhalten zurückgreifen zu müssen.

Arbeits- und Informationsmaterial

AB 23 Schutzmauer

Manchmal bleibt Kindern und Jugendlichen scheinbar nichts anderes übrig, als sich hinter einer Schutzmauer aus Rückzug, Schweigen und selbstfeindlichen Gedanken und Verhaltensweisen zurückzuziehen. Mit ihnen wieder ins Gespräch zu kommen, ist die größte Hürde, wenn Kinder und Jugendliche »mauern«. Das Arbeitsblatt fragt nach der Funktion und den Gründen, warum die Mauer gebaut wurde. So können Kinder und Jugendliche, Stein für Stein, entscheiden, die Mauer abzubauen und dabei lernen, sich gegenüber aussehensbezogenen Kommentaren abzugrenzen, statt sich selbst abzuschotten.

AB 24 Schuldgefühle überwinden: Zwei Seiten der Medaille
Schuldgefühle lasten schwer. Nicht nur auf Erwachsenen. Die Abbildung zeigt eine Medaille mit zwei Seiten. Hier können Kinder und Jugendliche Schuldgefühle zum Ausdruck bringen und lernen, die Medaille umzudrehen. Sie können die Erfahrung machen, Gefühle von zwei Seiten zu betrachten. Welche Gefühle wurden von Schuldgefühlen überlagert? Steckt hinter den schweren Schuldgefühlen nicht vielleicht auch ein Bedürfnis nach Getröstet-Werden?

AB 25 Dem Ekel auf der Spur
Ekel hat eine wichtige Schutzfunktion. Manche Dinge, vor denen wir uns ekeln, sind von Geburt an festgelegt, andere wiederrum werden erst durch bestimmte Erfahrungen mit Ekel in Verbindung gebracht. Durch bestimmte Erfahrungen können Menschen beginnen, sich sogar vor sich selbst zu ekeln. Mit diesem Arbeitsblatt können sich für Betroffene neue Perspektiven ergeben: Der Ekel kann sich verwandeln und so seine Macht verlieren.

AB 26 Drei Lupen
Das Selbstbild ist wie ein Schnappschuss, den man von mehreren Seiten beleuchten oder belichten kann. »Wer bin ich?« »Wer soll ich sein?« und »Wer wäre ich gerne?« – All das sind Perspektiven, die Kinder und Jugendliche einzunehmen lernen. Mit diesem Arbeitsblatt sollen sie das Bild für sich finden, mit dem sie sich am stimmigsten zu sich fühlen.

AB 27 Narben und Verwundungen
Narben entstehen durch Verletzungen. Seelische Verwundungen sind schwer zu verstehen, denn sie verursachen nicht wie bei körperlichen Verletzungen sichtbare Verwundungen oder Narben. Wenn Kinder und Jugendliche gehänselt werden oder wegen ihres Aussehens Zurückweisung oder Ausgrenzung erfahren, dann tut das weh. Mit diesem Arbeitsblatt können Verwundungen und Trauer über Ausgrenzungserfahrungen visualisiert werden – und so kann Raum für Heilung entstehen.

AB 28 Der Vorsichts-Modus
In sozialen Situationen spielt einem die Furcht vor negativer Bewertung manchmal einen Streich. Gerade in sozial ambiguen Situationen kommt es nicht selten vor, dass das Gehirn einmal mehr zur Vorsicht aufruft und aussehensbezogene Situationen als bedrohlicher einstuft als sie sind. Auf diesem Arbeitsblatt wird der Vorsichts-Modus des Gehirns unter die Lupe genommen und alternative Erklärungen für das Verhalten anderer gesucht.

AB 29 Auf Spurensuche
Dass die eigene Wahrnehmung von sich selbst nicht immer unbedingt der Wahrheit entsprechen muss, sondern andere Personen einen ganz anders wahrnehmen können, das können Kinder und Jugendliche mit diesem Arbeitsblatt herausfinden. Das Arbeitsblatt lädt Kinder und Jugendliche dazu ein, sich als Detektiv:in zu erproben und Beweise und Belege dafür zu finden, dass Körpergefühle manchmal falsche Fährten legen. Außerdem ist die Wahrheit über das eigene Aussehen manchmal eine ganz andere als die, die uns unsere Gefühle vermitteln wollen. Dieses Arbeitsblatt kann kopiert werden, um vertraute Personen zu bitten, die Fragen wahrheitsgemäß zu beantworten. Gemeinsam kann die Umfrage dann in der nächsten Stunde ausgewertet werden.

AB 30 Aufmerksamkeitslenkung
Menschen, die unzufrieden mit ihrem Aussehen sind, richten ihre Aufmerksamkeit meist auf die Körperstellen, mit denen sie nicht zufrieden ist. Der Fokus ist nicht wie bei Gesunden auf Körperstellen gerichtet, mit denen man zufrieden sein kann. Mithilfe dieses Arbeitsblattes kann ausprobiert werden, ob sich die Gefühle verändern, wenn man sich bewusst auf die Körperstellen konzentriert, mit denen man zufrieden ist.

AB 31 Wertfreie Malerei
Sich selbst ganz objektiv zu beschreiben fällt oft schwer. Insbesondere Personen mit Körperunzufriedenheit gelingt das nicht immer gut. Auf diesem Arbeitsblatt lernen Betroffene mithilfe des Therapeu-

ten bzw. der Therapeutin, sich selbst wertneutral zu beschreiben. Denn sich selbst zu mögen, beginnt damit, sich selbst anzunehmen: Schritt für Schritt.

AB 32 Sicher ist sicher, oder doch nicht?
Sicherheit ist ein zentrales Grundbedürfnis. Sicherheitsverhalten kann kurzfristig entlasten, weil es Ängste und Unbehagen reduziert. Langfristig können aber keine neuen und korrigierenden Erfahrungen gemacht werden. Mit diesem Arbeitsblatt wird das individuelle Sicherheitsverhalten von Kindern und Jugendlichen erfasst und auf Vor- und Nachteile geprüft. So kann Motivation in funktionale Strategien aufgebaut werden.

AB 33 Sicher auftreten
Wenn Kinder sich zurückziehen, wenn sie in sozialen Situationen Angst oder Unsicherheit spüren, kann das deshalb problematisch sein, weil sich soziale Kompetenzen nicht weiterentwickeln oder das Kind in der Annahme bleibt, es sei sozial nicht kompetent, um die Situationen zu bewältigen. Als Jugendlicher kann das Problem fortbestehen und Auswirkungen auf den Kontakt unter Peers haben. Das Arbeitsblatt dient der Erfassung von sozialem Rückzug und liefert Übungen, um selbstsicher in sozialen Situationen aufzutreten.

AB 34 Gefühle in Bewegung
Auf diesem Arbeitsblatt können Kinder lernen, wie der Körper Gefühle ausdrückt – und das ganz ohne Sprache. Hierbei werden Emotionen nicht als statisch, sondern als dynamisch erfahren. Mithilfe einer Gefühlspantomime und einem Ratespiel können so emotionale Ausdrücke geübt werden.

AB 35 Vergleiche mit anderen
Wenn wir uns mit anderen vergleichen, dann können diese Vergleiche entweder abwärts- oder aufwärtsgerichtet sein. In Abhängigkeit davon, können positive und negative Gefühle bezüglich unseres Aussehens resultieren. Mithilfe dieses Arbeitsblattes können Kinder und Jugendliche erkennen, wenn sie in die Falle von aufwärtsgerichteten Vergleichen laufen und dadurch unzufrieden werden. Sie können lernen, dass es sinnvoller ist, sich und seine Leistungen nur mit sich selbst zu vergleichen.

AB 36 Rückzugsverhalten
Kinder und Jugendliche können Rückzugsverhalten zeigen, wenn sie sich unter anderen Menschen unwohl fühlen, insbesondere dann, wenn sie sich wegen des eigenen Aussehens beschämt fühlen. Das Arbeitsblatt hilft dabei, Rückzugsverhalten bei Kindern zu erkennen und Vor- und Nachteile gegeneinander abzuwägen, um ein Problembewusstsein und eine Motivation zur Therapie zu schaffen.

AB 37 Posts an mich selbst
In den sozialen Medien können Kommentare über das Aussehen sehr verletzend sein. Auf diesem Arbeitsblatt können Kinder und Jugendliche selbstwertförderliche Kommentare sammeln, die sie im realen Leben erfahren haben. Es können hilfreiche Kommentare generiert werden oder Angehörige und Freund:innen nach unterstützenden Kurzsätzen gefragt werden, die im Gegensatz zu abwertenden Kommentaren im Netz zu einem stabilisierenden Netz im Hier und Jetzt werden.

AB 38 Angemessene Sichtweise
Bei Störungen, die mit dem Körperbild assoziiert sind, kann es manchmal zu Wahrnehmungsverzerrungen kommen. Personen nehmen ihren gesamten Körper oder bestimmte Körperbereiche falsch wahr. Auf diesem Arbeitsblatt wird die Sicht des Kindes mit der Sicht von außen abgeglichen – mit verblüffenden Ergebnissen!

AB 39 Eine Frage der Bedeutung
Wahrnehmungsverzerrungen sind Teil körperbildassoziierter Störungen. Auf diesem Arbeitsblatt werden die Konturen des Körpers erfasst. Auf dieser Basis wird zusammen überlegt, welche Körperbereiche für Mitmenschen von besonderer Bedeutung sind, welche Körperbereiche die Betroffenen selbst fokussieren und welchen Körperbereichen ganz besondere Bedeutung beigemessen wird.

Schutzmauer

Mauern haben unterschiedliche Bedeutungen. Manche Mauern sollen schützen, manche grenzen Länder voneinander ab. Manchmal passiert es aber auch, dass Kinder und Jugendliche eine Mauer um sich herum aufbauen.

Das passiert meist dann, wenn andere Personen Grenzen überschritten haben, zum Beispiel, wenn sie Kommentare über das Aussehen gemacht haben.

Kennst du so eine große Mauer um dich auch? Kinder und Jugendliche beginnen zu schweigen, sie ziehen sich zurück, sie wehren sich nicht mal mehr. Manchmal richten sie dann ihre Wut nicht nach außen, sondern sie richten sie gegen sich selbst.

Lass uns zusammen überlegen, …
- ▶ welche Mauer du aufgebaut hast.
- ▶ warum du die Mauer aufgebaut hast.
- ▶ welcher Frust sich in dir aufgestaut hat.

....

....

....

Was willst du loswerden und gerne auf die Mauer schreiben?

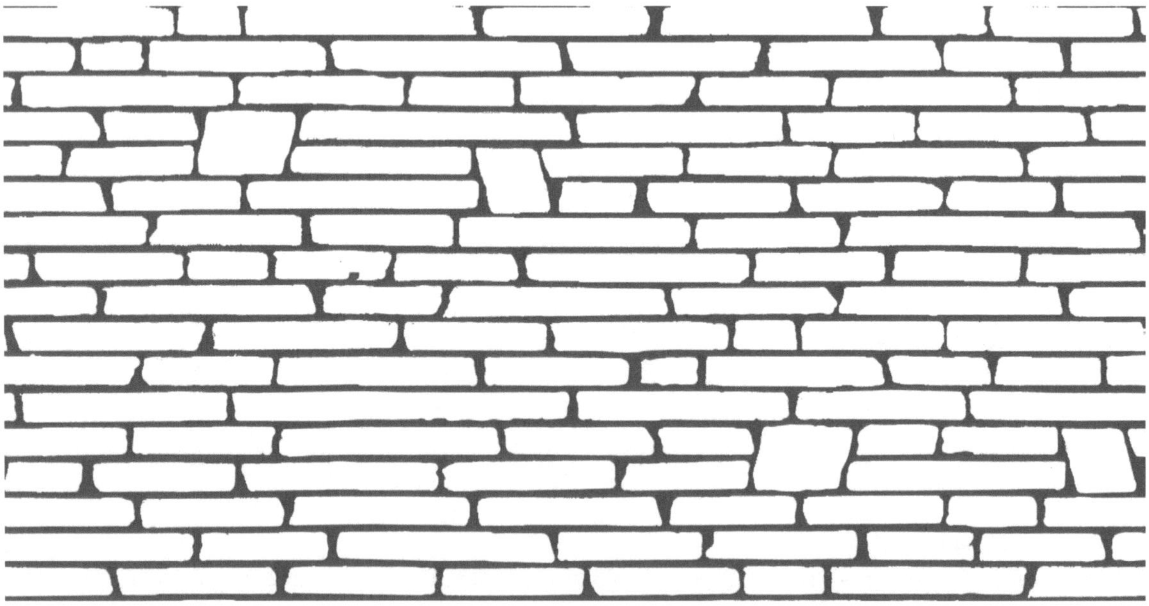

Schutzmauer

Wer hat dir schon einmal Unrecht getan?

....

....

Wer war schon einmal gemein zu dir oder zu deinem Körper?

....

....

In welcher Situation hast du dich unfair behandelt gefühlt?

....

....

In welcher Situation hast du dich zurückgezogen?

....

....

In welcher Situation durftest du oder konntest du nicht wütend sein?

....

....

In welcher Situation konntest du dich nicht wehren?

....

....

Wenn du magst, dann erzähl deiner Therapeutin oder deinem Therapeuten die Geschichte hinter deiner Mauer. Mauern einfach abreißen geht nicht immer schnell, aber kannst du probieren, deine Antworten auf die Backsteine zu malen oder zu schreiben? So machst du die Person mit ihrer Geschichte sichtbar, die hinter der Mauer sitzt. Vielleicht kannst du, Stein für Stein, die Mauer um dich herum überwinden.

AB 24 • K J

Schuldgefühle überwinden: Zwei Seiten der Medaille

Schuldgefühle können ganz schön schwer auf uns liegen. Sie ziehen uns runter wie eine schwere Medaille. Die Schultern werden gebeugt und krumm, Kopf und Blick sind nach unten gerichtet und wir fühlen uns schwer und belastet.

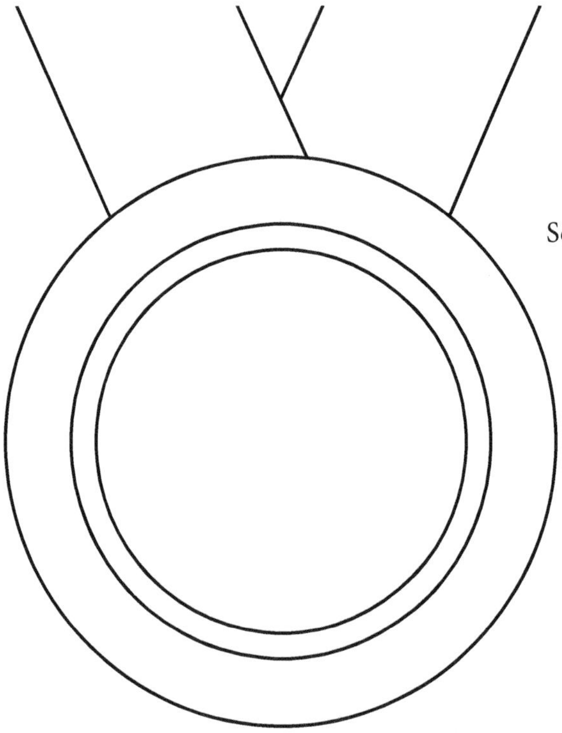

Schuldgefühle haben immer zwei Seiten. Zeichne auf diese Seite der Medaille einmal deine Schuldgefühle. Du kannst auch die Situation malen, die Schulgefühle ausgelöst hat.

Und nun drehen wir die Medaille einmal herum. Wir schauen uns gemeinsam die Rückseite an. Suche dir ein paar Stifte aus und wir überlegen gemeinsam, was die andere Seite von Schuldgefühlen ist. Meistens stecken dahinter Gefühle von Trost und das Bedürfnis, getröstet zu werden, unbeschwert zu sein, das Gefühl von Traurigkeit, der Wunsch dazuzugehören. Welche Gefühle wurden bei dir durch Schuldgefühle überlagert?

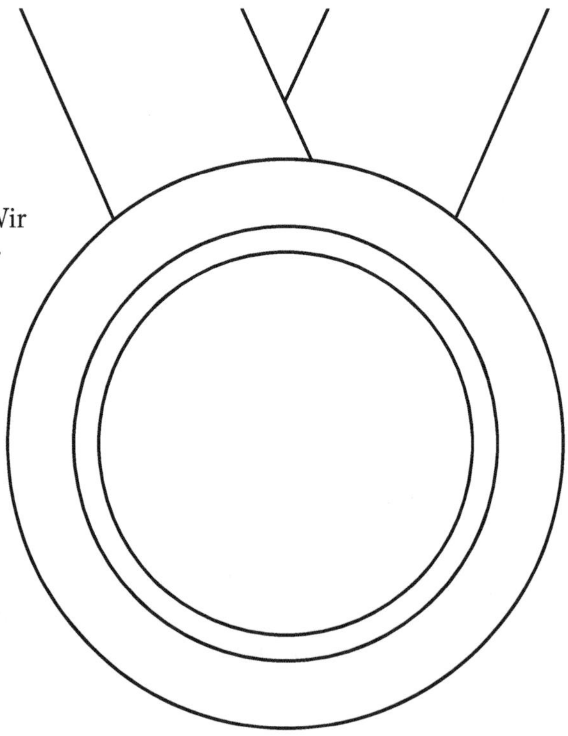

Dem Ekel auf der Spur

Ekel hat eine wichtige Schutzfunktion. Wenn Lebensmittel verdorben sind, dann riechen sie meist unangenehm und sie sehen komisch aus. Dann essen wir sie nicht. Manchmal passieren uns aber auch mit Menschen unangenehme Dinge. Wir beginnen, uns vor bestimmten Menschen zu ekeln. Manchmal kann es sogar sein, dass wir uns vor uns selbst ekeln! Lass uns dem Ekel einmal auf die Spur kommen.

(1) Nimm dir ein paar Wasserfarben und male einmal dein Ekelgefühl in die markierte Fläche auf dem Arbeitsblatt. Welche Farben brauchen wir dafür? Und wie viel Wasser? Male das Ekelgefühl so, wie es sich für dich anfühlt.

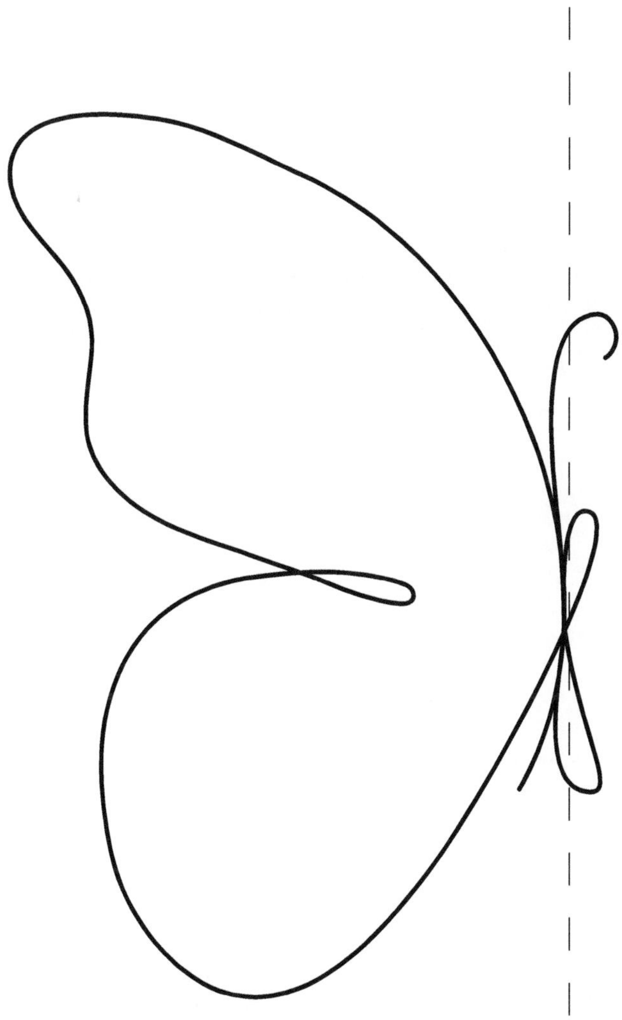

Dem Ekel auf der Spur

(2) Wenn du fertig bist, dann knicke das Bild an der mittleren Linie von links nach rechts. Drücke die eine Hälfte des Blattes fest auf die andere, sodass ein Abdruck von der einen Seite auf die andere Seite des Blattes entstehen kann.

(3) Was siehst du, wenn du die Blätter wieder auseinander klappst?
- Hat sich der Ekel verwandelt?
- Ist er schwächer geworden? Auf einer Seite? Oder sogar auf beiden Seiten?
- Was können wir darin erkennen, wenn der Ekel weniger wird?
- Was kommt unter dem Ekel zum Vorschein?
- Der Wunsch nach Getröstet-Werden und Hilfe? Der Wunsch, nicht alleine damit zu sein?
- Oder kommt ein anderes Gefühl zum Vorschein, das dir wichtig ist?

(4) Wenn du einmal etwas Abstand zum Ekel und zum Bild einnimmst und genau hinschaust, dann kannst du vielleicht einen Schmetterling mit zwei Flügel erkennen.
- Es ist der Schmetterlings des Trostes und Getröstet-Werdens.
- Er zeigt dir, dass du nicht alleine bist.
- Er weiß, dass man den Ekel nicht sofort lösen oder abwaschen kann, dass er nicht so einfach verschwindet. Aber er weiß, dass er mit der Zeit schwächer werden kann.
- Kannst du lernen, dem Schmetterling zu vertrauen?

(5) Auf der einen Seite ist Ekel kein schönes Gefühl. Aber auf der anderen Seite sind Gefühle, die ernst genommen werden wollen. Kann dir das Bild helfen, zwei Seiten im Ekel zu erkennen?

Drei Lupen

Stell dir vor, dass wir mit drei Lupen auf dich schauen. Wir schauen also aus drei Perspektiven auf dich.

(1) Die »So bin ich«-Lupe

Hier gucken wir auf dich und dein Aussehen, wie du dich selbst siehst:

- Bist du groß oder klein?
- Welche Haarfarbe hast du und welche Augenfarbe?
- Was trägst du am allerliebsten?
- Was ist eine Körperhaltung, die ganz typisch für dich ist?
- Welche Körperhaltung spiegelt am besten dein Hobby wieder?

Schreibe dies alles in Lupe 1.

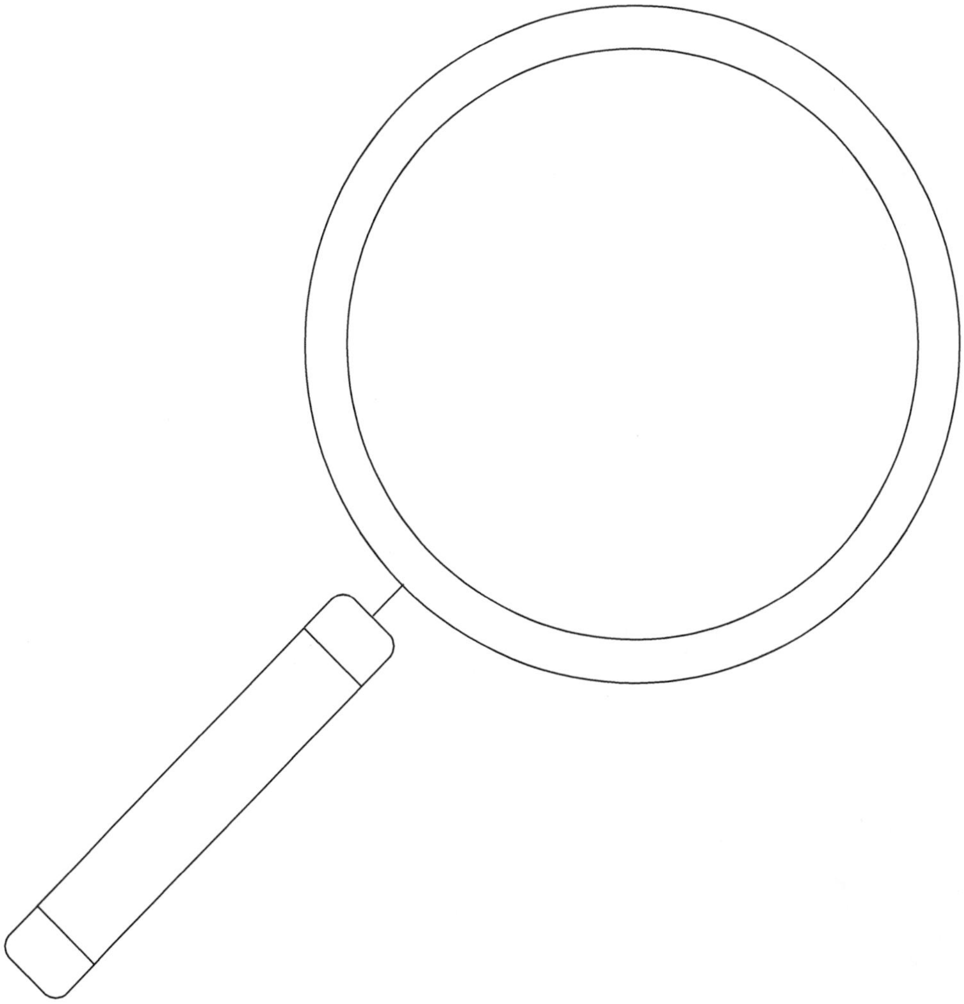

Drei Lupen

(2) Die »So soll ich sein«-Lupe

Hier gucken wir auf dich und überlegen, wie du sein sollst:

- Wer sagt dir, wie du sein solltest?
- Was solltest du alles können, machen, sein, erreichen, damit andere zufrieden mit dir sind?
- Typische Sätze fangen mit den Worten an: »Ich müsste …«, »Ich sollte …«, »Ich muss …«.
- Welche Leistungen musst du erfüllen, um geliebt zu werden?
- Wie muss dein Aussehen sein, um angenommen zu werden? Bei der Familie? Bei Freunden und Freundinnen?
- Typische Ängste, wenn du nicht so bist, sind zum Bespiel: Angst vor Ausgrenzung, Angst davor, nicht lieb gehabt zu werden.

Schreibe dies alles in Lupe 2.

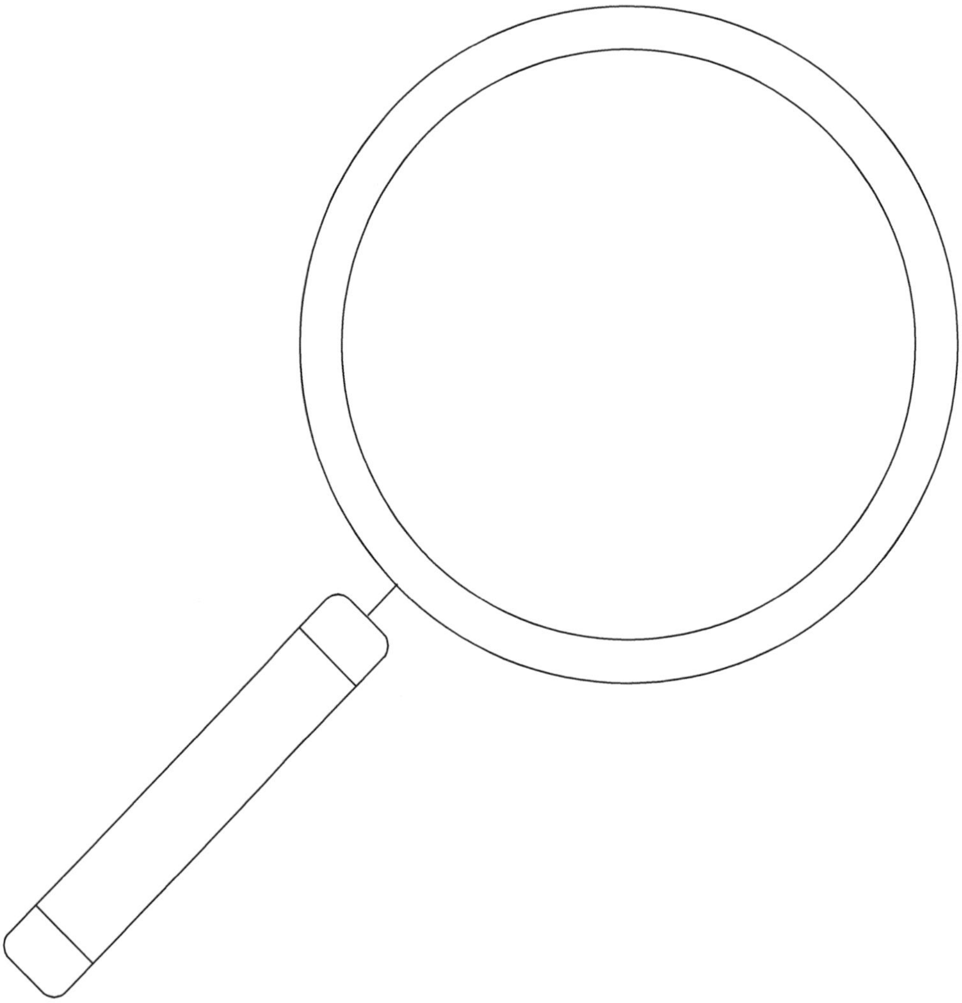

Drei Lupen

(3) Die »So wäre ich gerne«-Lupe

Hier gucken wir auf dich, wie du gerne wärst, wenn dir niemand reinreden würde.

- Was würdest du anziehen?
- Wie würdest du deine Haare tragen?
- Was würdest du alles tun, wenn dich niemand auslachen würde?
- Was erhoffst du dir, wenn für Menschen dein Aussehen völlig egal wäre?

Schreibe dies alles in Lupe 3.

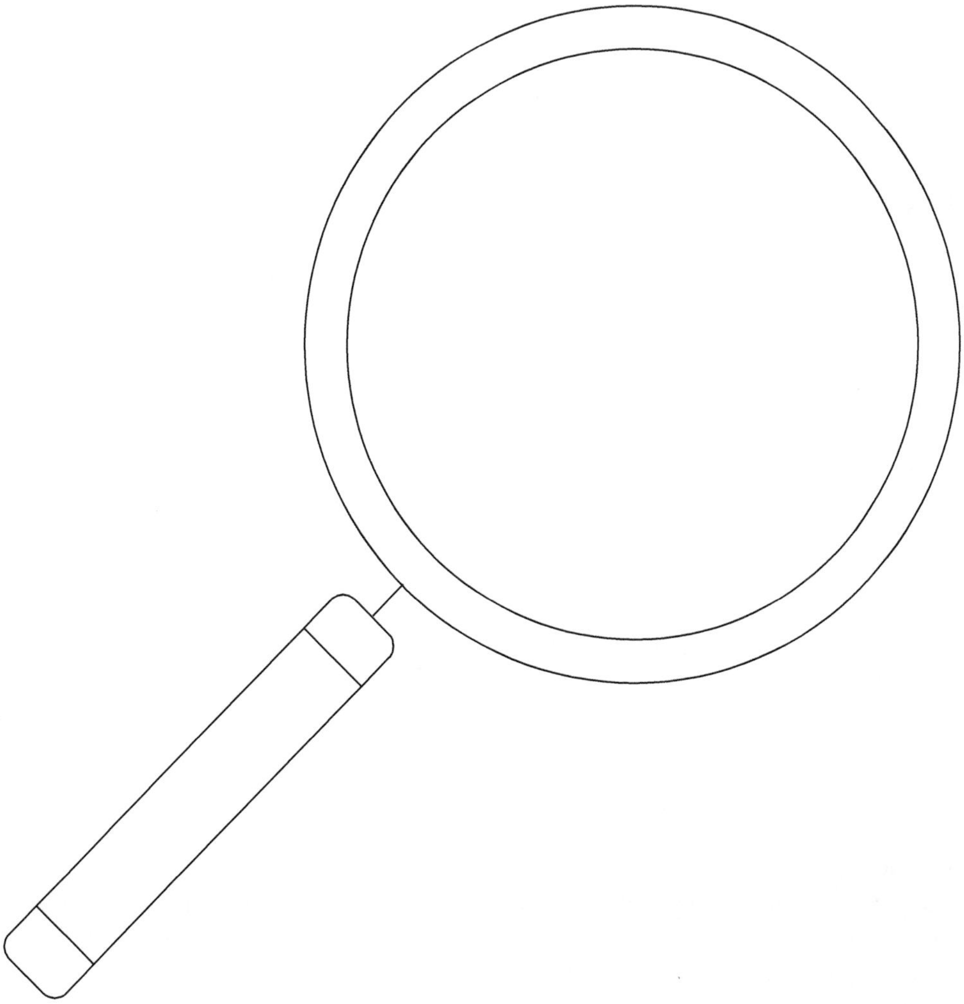

AB 27 • K J

Narben und Verwundungen

Wenn wir uns Stoßen, bekommen wir einen blauen Fleck. Der Körper zeigt uns damit eine Verletzung: Hier ist etwas nicht ganz glücklich gelaufen und heilt nun! Wenn wir uns unwohl mit unserem Aussehen fühlen, vielleicht weil wir ausgegrenzt wurden, oder wir denken, dass wir nicht so sind wie alle anderen, dann fühlt sich das auch wie eine Verletzung an. Aber anstatt eines blauen Flecks zeigt der Körper hier meist zunächst keine sichtbare Verletzung an. Aber die Seele, die ist meist ganz tief verletzt.

(1) Lass uns einmal die Seele versorgen, so wie wir uns um eine sichtbare Verletzung an einem Bein, Arm oder Knie versorgen würden. Für manche sieht die Seele aus wie eine Wolke oder wie ein Herz. Was glaubst du, wie sieht deine Seele aus? Du kannst sie hier hinein malen:

(2) Für manche sind Verletzungen der Seele wie ein Riss oder wie ein Blitz.
- Was hat deine Seele schon einmal sehr verletzt?
- Was wurde über dein Aussehen gesagt, was dich sehr verletzt hat?

Du kannst diese Verletzungen nun in dein Bild oben dazu malen.

(3) Stell dir vor, ein Apotheker oder eine Apothekerin, ein Arzt oder eine Ärztin würden zur Hilfe kommen. Für die Seele helfen meist keine Verbände oder Salben. Aber warme Decken oder Socken, Streicheleinheiten, ein Kakao, Tee oder warme Milch mit Honig, aufheiternde und tröstende Hörspiele oder Podcasts! Aber vor allem, ein offenes Ohr. Was glaubst du, wie wir helfen können, dass die Seele heilen kann?

(4) Was möchtest du jemanden sagen, der ein offenes Ohr für dich hat? Schreib deine Gedanken dafür auf die Linien um den Kreis, um deine Seele, herum. Möchtest du mal erzählen, wie es zu den Verletzungen gekommen ist? Wie hast du dich gefühlt? Was hat dir geholfen? Was brauchst du noch, damit die Wunde heilt?

AB 28 • K J

Der Vorsichts-Modus

Kennst du Situationen, die einem ein ganz komisches Gefühl geben? Wenn man in einen Raum hineinkommt und alle hören auf zu sprechen? Andere tuscheln und fangen an zu lachen? Andere gucken einen von oben bis unten an? Meistens denken wir dann: »Die anderen machen sich lustig. Bestimmt über mich! Bestimmt über mein Aussehen.«

Welche Situation kennst du, in der du schon einmal so etwas ähnliches erlebt hast? Du kannst sie hier in dieses Bild malen oder die Situation beschreiben.

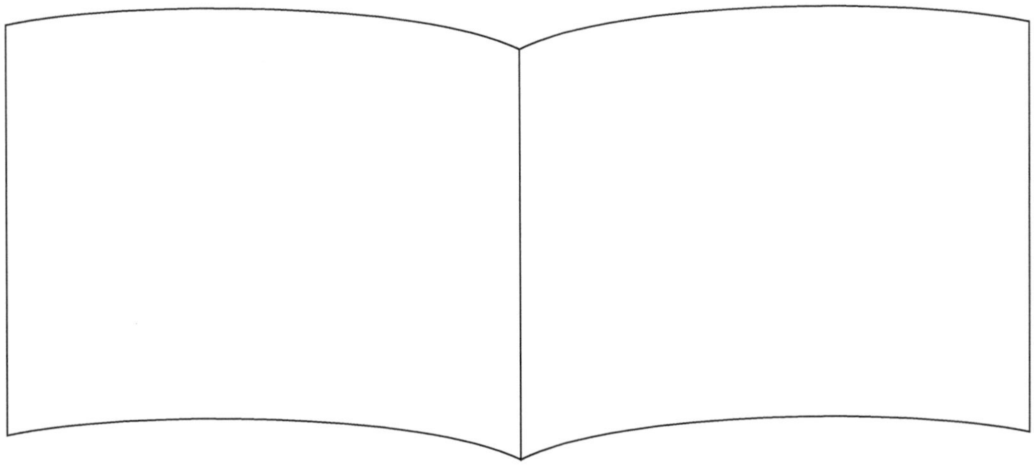

§ Manchmal beziehen wir alles auf uns. Unsere Annahmen, warum sich Menschen so verhalten, sind dann wie Gesetze! Man kann sie nicht infrage stellen. Was glaubst du, haben die anderen in dem Moment gedacht? Warum haben die Kinder geschwiegen, getuschelt oder angefangen zu lachen? Warum haben sie dich angeguckt?

....

....

....

§ Aber lass uns einmal neue Gesetze schreiben und uns gemeinsam über andere Erklärungen nachdenken, warum die anderen sich so verhalten haben. Kannst du auch andere Gründe dafür finden, warum die anderen Kinder sich in der Situation so verhalten haben? Kannst du Gründe finden, die nichts mit dir oder deinem Aussehen zu tun haben?

....

....

....

Auf Spurensuche

Warst du schon einmal ein Detektiv oder eine Detektivin? Sie suchen Hinweise und Spuren, um die Wahrheit herauszubekommen. Manchmal sind wir sehr unsicher, was unseren Körper betrifft. Wir wissen nicht, was andere über uns und unser Aussehen denken. Dann fühlen wir uns unwohl in unserem Körper. Dann nehmen wir unsere Gefühle als Beweise: Ich fühle mich blöd, also muss auch etwas mit mir und meinem Körper nicht stimmen. Aber diese Gefühle machen Fehlurteile. Daher begeben wir uns einmal auf Spurensuche!

Hast du Lust? Dann such doch einmal deine Omas, deine Opas, Tanten oder Onkel, Mutter, Vater, Geschwister oder deine Lehrer und Lehrerinnen auf und befrage sie mal, was sie über dich und deinen Körper denken. Führe entweder ein Interview mit ihnen oder gebe ihnen die Fragen mit, um sie auszufüllen.

Hallo ....,

wie würdest du mich einer fremden Person beschreiben, die mich noch nie gesehen hat? Könntest du mich einmal beschreiben? Was siehst du, wenn du mich ansiehst?

....

....

....

Könnest du mir auch beschreiben, was mich auszeichnet? Was kann ich ganz besonders gut? Und was schätzt du an mir?

....

....

....

Was würdest du mir hilfreiches sagen, einen kurzen Satz, wenn ich mich mal wieder unwohl mit mir und meinem Aussehen fühle?

....

....

....

Aufmerksamkeitslenkung

Wenn wir vor dem Spiegel stehen, dann wandert unser Blick wie automatisch auf die Stellen, die wir gar nicht gerne mögen. Ein blöder Kreislauf entsteht:

(1) Wir denken von uns selbst, dass wir nicht hübsch sind.

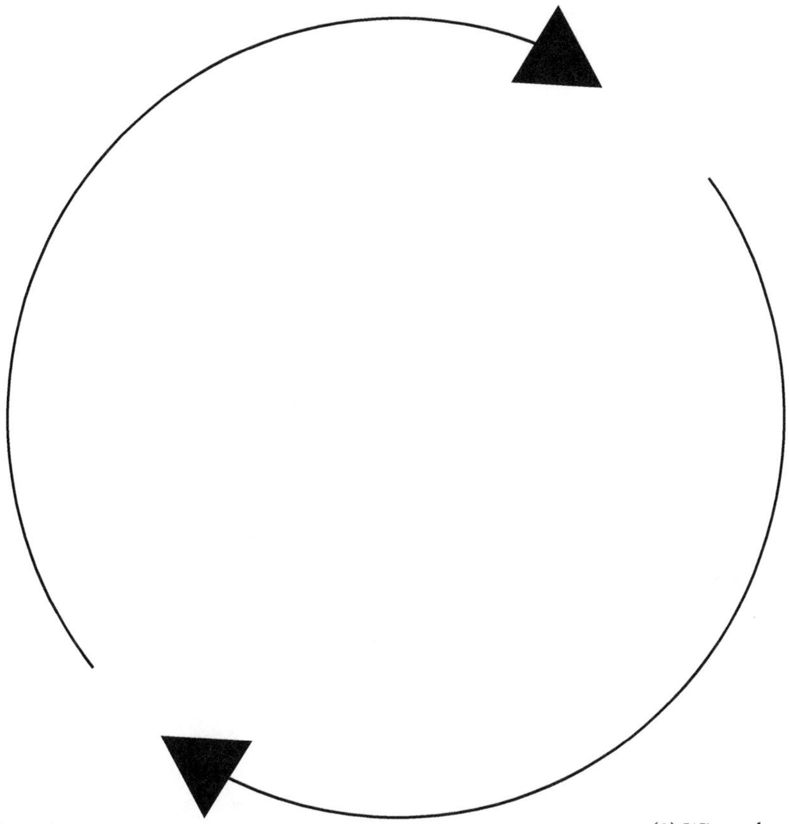

(2) Wir gucken in den Spiegel und betrachten genau die Stellen, die wir nicht hübsch finden.

(3) »Siehste!«, denken wir – und unsere Annahmen bestätigen sich.

Aufmerksamkeitslenkung

Lass uns diesen Kreislauf verändern.

(1) Wir denken von uns selbst, dass wir nicht hübsch sind. Okay, das können wir vielleicht nicht einfach so verändern. Unsere erste, automatische Wahrnehmung ist so, wie sie ist. Aber wir können *unseren Blick* auf die Dinge verändern, indem wir uns vorher überlegen, was wir an uns mögen. Was magst du ganz besonders an dir?

....

....

....

(2) Jetzt gucken wir in den Spiegel und betrachten genau die Stellen, die wir ganz okay oder hübsch finden – die Stellen, mit denen wir zufrieden sind. Welche sind das bei dir?

....

....

....

(3) Was spürst du? Welche Gefühle hast du, wenn du dich im Spiegel anschaust und dich nur auf die schönen Stellen konzentrierst?

....

....

....

Unsere Meinungen über uns selbst zu verändern, ist manchmal ganz schön schwer. Aber lass es uns trainieren, damit dir das bald ganz automatisch gelingt.

Wertfreie Malerei

Wenn wir vor dem Spiegel stehen, dann wandert unser Blick wie automatisch auf die Stellen, die wir gar nicht gerne mögen. Unser Bild von uns ist dann sehr sub-jek-tiv. Subjektiv meint, dass du dich nur aus deiner Sicht beschreibst und bewertest.

(1) Du glaubst zum Beispiel, dass du nicht hübsch bist.
(2) Du guckst in den Spiegel und betrachtest genau die Stellen, die du nicht hübsch findest.
(3) Deine Gefühle und dein Bild von dir bestätigen sich dadurch noch mehr.

Lass uns diesen Kreislauf verändern. Stell dich einmal vor den Spiegel und beschreibe dich selbst ganz ob-jek-tiv. Objektiv meint, dass du keine eigenen Bewertungen nutzt. Du beschreibst einfach nur, was du siehst, ohne es gut oder schlecht zu finden. Stell dir dazu vor, dass eine Malerin, die dich nicht sehen kann, dich nur anhand deiner Beschreibungen zeichnen könnte. Dein Therapeut oder deine Therapeutin gibt dir die Körperbereiche vor und du beschreibst dich. Im Anschluss könnt ihr euch deine Beschreibungen angucken und schauen, ob dir eine objektive Beschreibung gut gelungen ist.

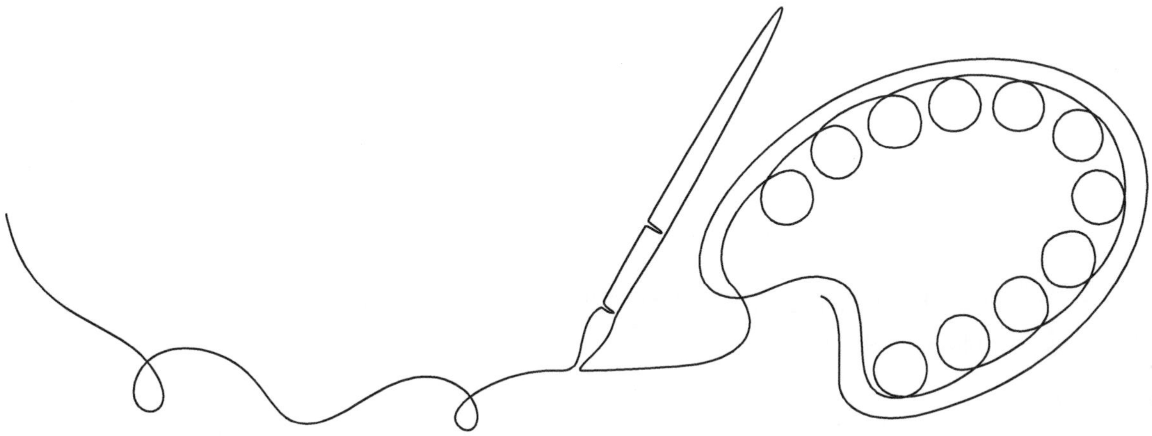

Als kleine Hilfestellung kannst du die folgenden Sätze beenden. Versuche immer objektiv zu bleiben!

▶ Meine Augen sind ....

▶ Meine Haare sind ....

▶ Mein Mund ist ....

▶ Meine Ohren sind ....

▶ Meine Nase ist ....

▶ Meine Haut ist ....

Wertfreie Malerei

Aufgepasst, jetzt gehen wir von deinem Kopf zu deinem Oberkörper!

- Meine Arme sind ....
- Meine Hände und Finger sind ....
- Mein Bauch ist ....

Aufgepasst, jetzt gehen wir von deinem Oberkörper zu der unteren Hälfte deines Körpers!

- Meine Oberschenke sind ....
- Meine Beine sind ....
- Meine Füße sind ....

Aufgepasst, jetzt beschreiben wir dich im Gesamten!

- Ich bin so groß wie ....
- Wenn ich jemanden nennen müsste, der mir ähnlich sieht, würde ich sagen es ist ....

Super gemacht! Aber was spürst du? Welche Gefühle hast du, wenn du dich im Spiegel anschaust und dich mal ganz objektiv beschreibst?

....

....

....

....

....

....

....

....

....

Sicher ist sicher, oder doch nicht?

Hast du so etwas schon einmal beobachtet?

- ▶ Wenn Kinder eine Zahnspange tragen, machen sie oft den Mund nicht mehr gerne auf.
- ▶ Wenn Kinder schielen, versuchen sie häufig ihre Augen mit dem Pony abzudecken.
- ▶ Wenn Kinder zu viel schwitzen, dann tragen sie manchmal gerne schwarze Klamotten.

Kennst du solche »Sicherheitsstrategien« auch? Versuchst du auch, etwas an deinem Körper zu verstecken, zu vertuschen oder eine Körperstelle weniger auffällig für andere zu machen?

Wenn wir Angst haben oder Unsicherheit spüren, ist es logisch, dass wir diese Gefühle so schnell wie möglich verändern wollen. Und wenn du deine Sicherheitsstrategie einsetzt, dann ist das erst einmal sehr klug von dir gedacht. Denn du versuchst so schnell wie möglich, einen unangenehmen Zustand zu verändern. Der Vorteil ist, dass du weniger Angst hast oder dich weniger schämst. Aber lass uns einmal zusammen überlegen, ob diese Verhaltensweisen auch Nachteile bringen.

Beispiel: Wenn Kinder eine Zahnspange tragen, lächeln sie nicht mehr gern.
⊕ Die Angst nimmt ab und sie schämen sich nicht mehr, weil keiner ihre Zahnspange sieht.
⊖ Auf die Dauer können sie nicht mehr mitlachen und sogar nicht mehr mitspielen.

Welche Situationen bereiten dir in Bezug auf dein Aussehen Angst oder Unbehagen?

....

....

....

Was machst du, um Sicherheit zu bekommen?

....

....

....

- ▶ Trage in den oberen Teil der Sanduhr die Vorteile deiner Sicherheitsstrategie ein.
- ▶ Trage dann in den unteren Teil die Nachteile deiner Sicherheitsstrategie ein.

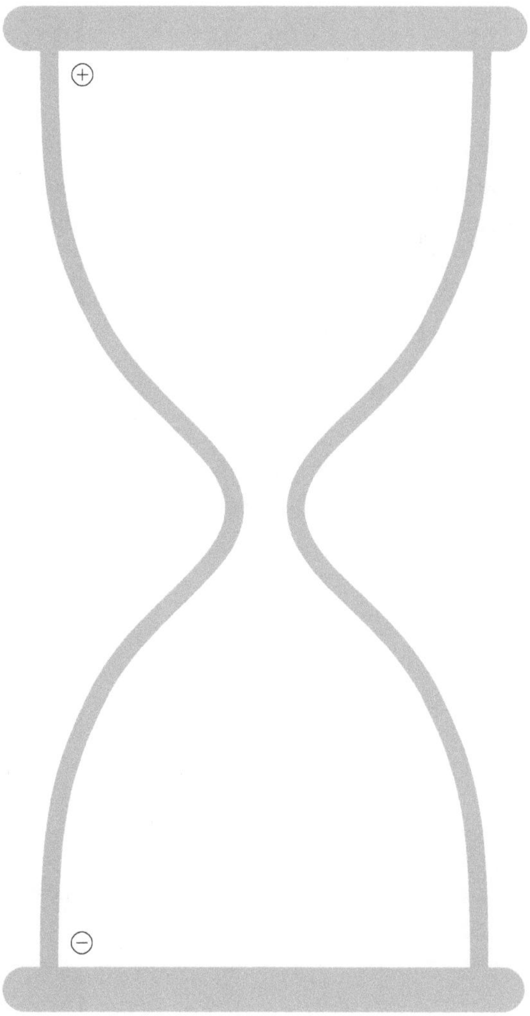

Sicher ist sicher, oder doch nicht?

- ▶ Gut, verstanden: Vorteil ist, dass Gefühle, die sich erstmal blöd anfühlen, wie z. B.: Angst, weniger werden, wie der Sand in der Uhr und sich über die Zeit verläuft.
- ▶ Aber nun stell dir einmal vor, dass sich Situationen, in denen du dich fürchtest, mehrmals auftreten.
- ▶ Das Problem an einer solchen Sanduhr ist, dass jede Situation immer wieder von neuem beginnt:
  - Du bekommst unangenehme Gefühle.
  - Du führst Verhaltensweisen durch, die dir Sicherheit geben.
  - Die Gefühle werden weniger.

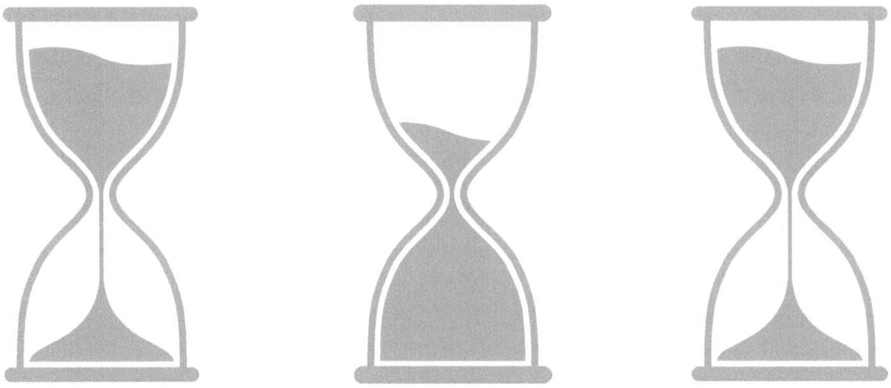

Neue Situation

- ▶ Alles ist wieder auf den Kopf gestellt, alles beginnt von vorne.
- ▶ Du bekommst unangenehme Gefühle.
- ▶ Du führst Verhaltensweisen durch, die dir Sicherheit geben.
- ▶ Die Gefühle werden weniger.

Was glaubst du: Ist diese kurzfristige Entlastung deine Mühen wert? Klingt wie ein ewiger Kreislauf, in dem deine unangenehmen Gefühle immer wieder von vorne beginnen – und dein Wunsch nach Sicherheit im Sande verläuft. Können dein Therapeut oder deine Therapeutin und du lieber an richtiger Sicherheit arbeiten, damit du bald auf deine Sicherheitsstrategien verzichten kannst?

Sicher auftreten

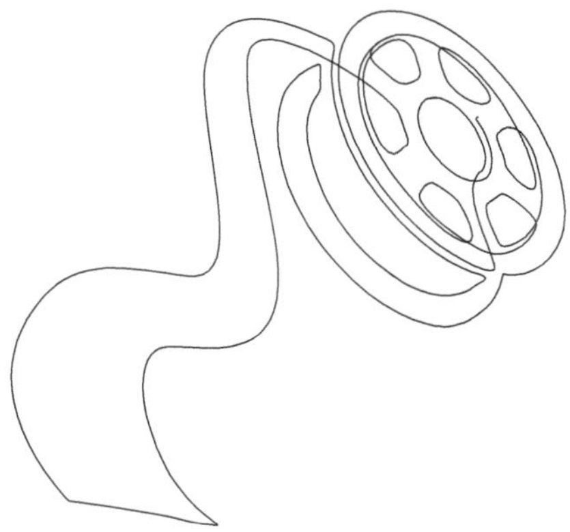

Manchmal machen uns Situationen mit anderen Kindern oder Erwachsenen Angst. Man hat dann richtig Lampenfieber, weil man denkt, man steht im Mittelpunkt und könnte etwas Peinliches tun.

Stell dir eine Theaterbühne vor. Auch hier haben Schauspielerinnen und Schauspieler Lampenfieber. Für sie kann es hilfreich sein, wenn sie am Anfang Unterstützung haben, z. B. durch eine Regisseurin oder einen Regisseur! Diese Person unterstützt, indem sie Anweisungen gibt, wie die Schauspielerinnen und Schauspieler sich verhalten sollen. Und genau so jemand wirst du jetzt auch!

Welche Situation kennst du, in der du richtig Lampenfieber hattest, weil du dachtest, alle würden auf dich schauen? In welcher Situation hast du dich schon einmal wegen deines Aussehens geschämt? In welcher Situation warst du unsicher? Du kannst die Situation in dem leeren Film unten beschreiben oder sie dort hineinzeichnen.

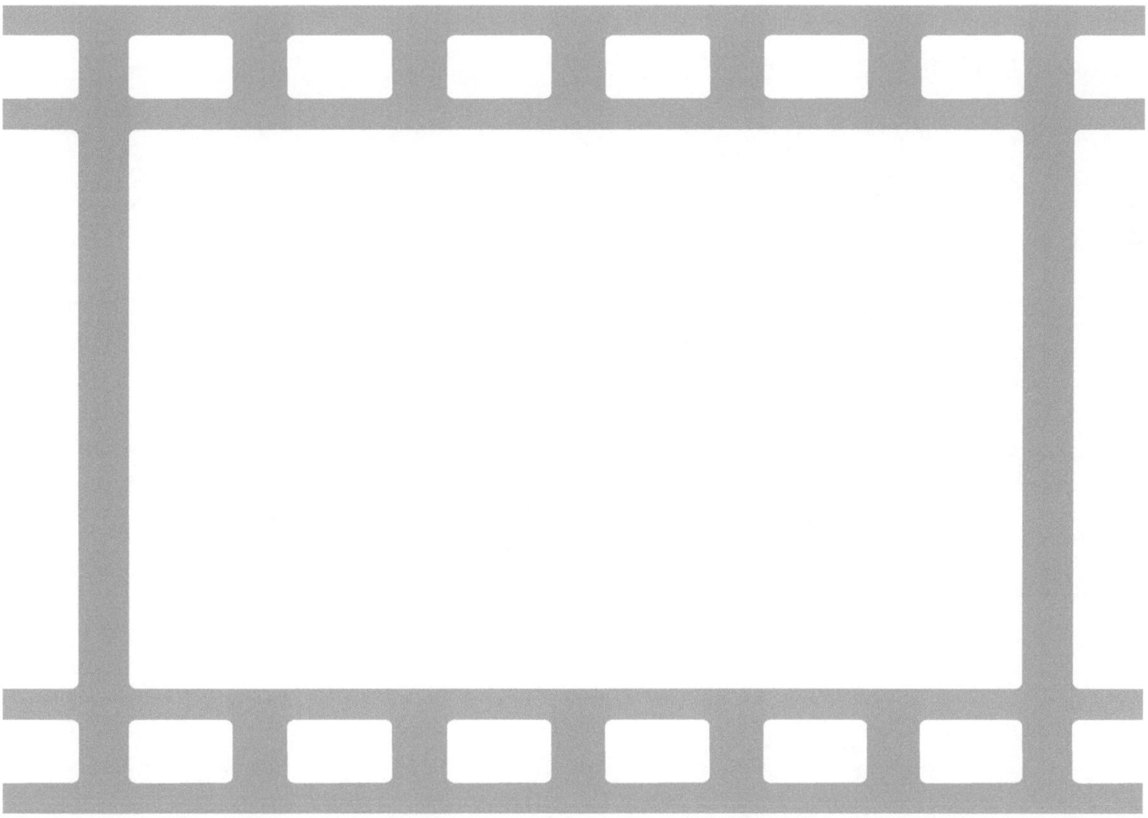

Sicher auftreten

Und nun wird dein Therapeut oder deine Therapeutin in die Rolle schlüpfen, die du hier beschrieben hast. Du bist dabei der Regisseur und kannst deiner Therapeutin oder deinem Therapeuten Regieanweisungen geben. Hier ist dein Regiebuch. Es beinhaltet WAS- und WIE-Anweisungen.

Was?
Was glaubst du, sollte die Person in diesem Moment sagen?

....

....

....

....

....

....

....

....

Wie?
Wie glaubst du, müsste die Person die Dinge in dem Moment sagen?

- ☐ Klar und deutlich sprechen oder flüstern
- ☐ Laut oder leise sprechen
- ☐ Gebeugt oder gerade stehen
- ☐ Beine übereinander geschlagen oder nebeneinander
- ☐ Hände vor der Brust oder in den Hüften
- ☐ Auf den Boden gucken oder den anderen anschauen
- ☐ ....
- ☐ ....

Gefühle in Bewegung

Eine Pantomime ist ein körperlicher Ausdruck. Man kann mit ihr bestimmte Gefühle nachstellen, ohne dabei die Sprache zu verwenden. Denn der Körper hat eine ganz eigene Sprache: die Körpersprache. Du und dein Therapeut oder deine Therapeutin können jetzt einmal zusammen Gefühle in Pantomimen ausdrücken.

Welche Gefühle kennst du alle?

....

....

Wähle nun eines dieser Gefühle und versuche, es einmal pantomimisch nachzustellen. Dein Therapeut oder deine Therapeutin kann dann erraten, um welches Gefühl es sich handelt. Mach es wie bei einem Luftballon, den man langsam aufpustet! Zuerst zeigst du nur ganz wenig von dem Gefühl – dann mehr und mehr. Bis der Luftballon ganz voll ist und es dein Therapeuten oder deine Therapeutin immer klarer erkennen kann, welches Gefühl du darstellst.

Wähle ein Gefühl aus der Liste aus:

- Ärger
- Wut
- Angst
- Ekel
- Scham
- Traurigkeit
- Überraschung
- Freude
- Liebe
- Langeweile
- Selbstbewusstsein
- Mut
- Sicherheit
- Erfolg
- Konzentration
- Nachdenken
- Motivation
- Sorge

Wann kann dein Therapeut oder deine Therapeutin sie erkennen?

Wie sehen die Gefühle aus, wenn man sie …

- ein bisschen,
- mehr und mehr,
- stark

… wahrnimmt?

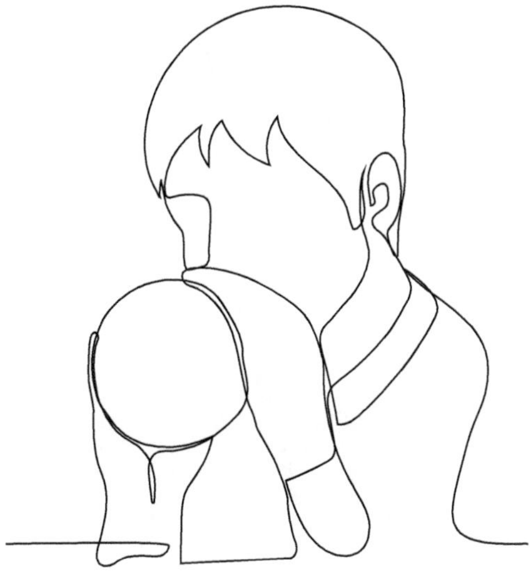

Gefühle in Bewegung

Du kannst es auch noch mit einem anderen Gefühl machen. Oder ihr tauscht einmal die Rollen und du errätst das dargestellte Gefühl. Wenn du magst, kannst du auch eines der Gefühle in die drei Ballons malen, z. B. indem du eine Farbe unterschiedlich stark nutzt:

- Der linke Ballon steht für das Gefühl, wenn du es ein bisschen spürst.
- Der mittlere Ballon steht für das Gefühl, wenn es mehr und mehr wird..
- Der rechte Ballon steht für das Gefühl, wenn es sehr stark ist.

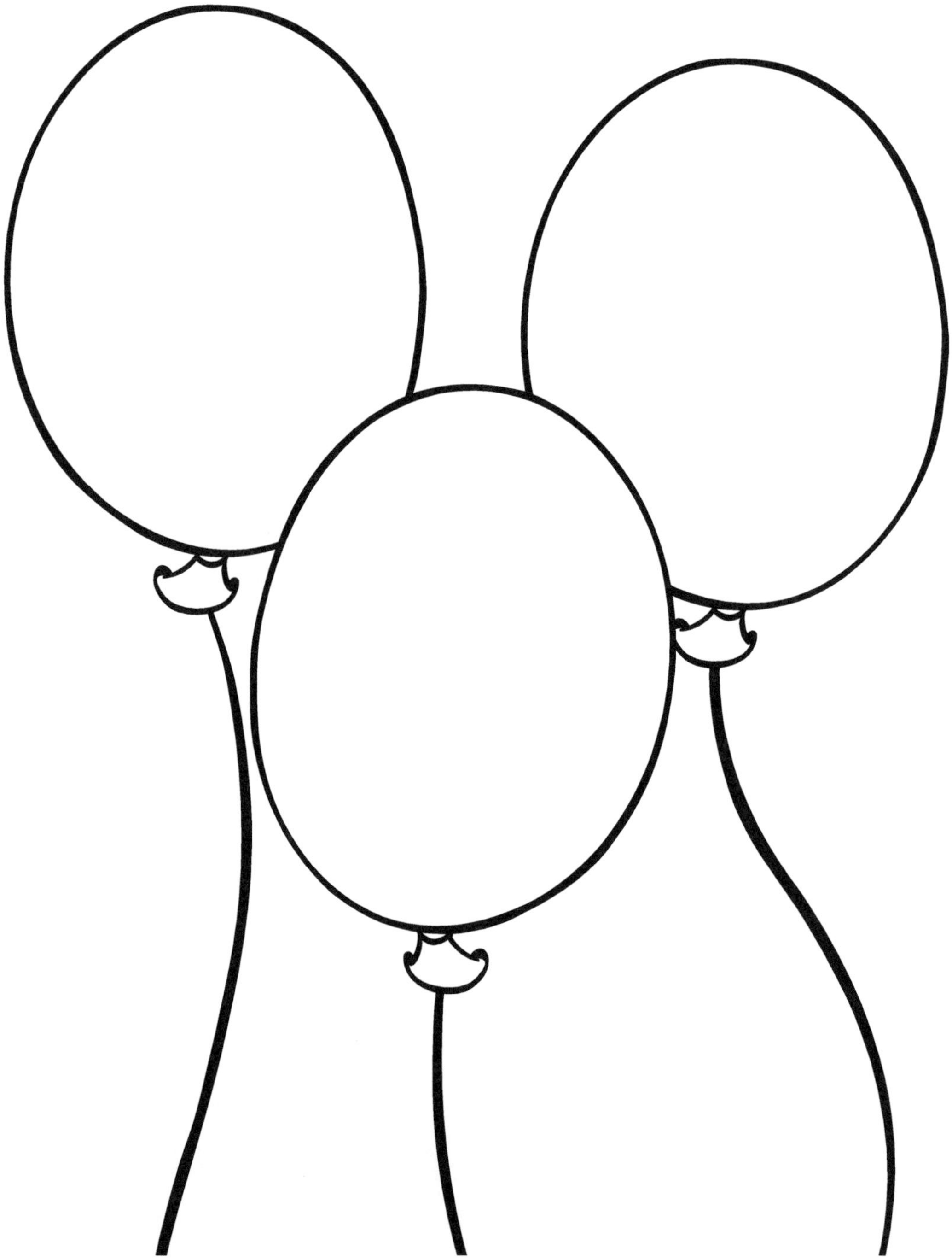

Vergleiche mit anderen

Manchmal vergleichen wir unser Aussehen mit anderen: »Ist der andere schöner, schlanker, muskulöser als ich?« Dann kommen schnell Selbstzweifel auf, weil wir genau die Stellen unseres Körpers mit anderen vergleichen, mit denen wir unzufrieden sind.

Beispiel

Haben wir zum Beispiel das Gefühl, dass wir zu große Ohren haben, dann achten wir umso mehr auf die Ohren bei anderen Kindern und Jugendlichen. Unsere Aufmerksamkeit ist dann wie durch ein Fernrohr: ganz eng auf einen Bereich fokussiert.

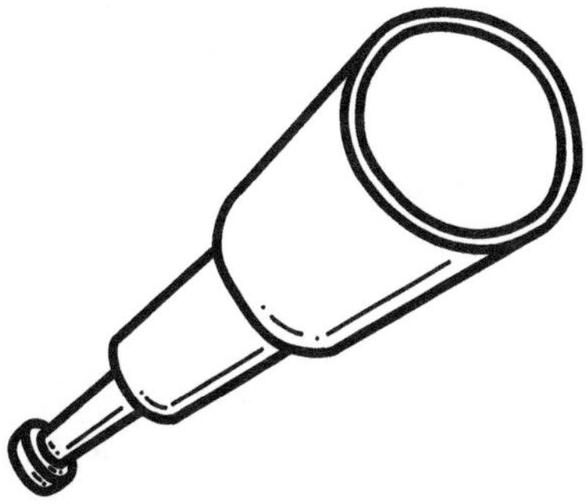

Auf welche Körperstellen schaust du ganz besonders, wenn du wie durch ein Fernrohr guckst?

....

....

Auf welche Körperbereiche schaust du ganz genau, wenn du dich mit anderen vergleichst?

....

....

Welche Gedanken gehen dir dann durch den Kopf, wenn du dich mit anderen vergleichst?

....

....

Vergleiche mit anderen

Weißt du, was das Blöde am **Fernrohr** ist? Genau, man schaut nur durch ein Auge – und sieht dabei auch nur die halbe Wahrheit. Weißt du, was das Gute an einem **Fernglas** ist? Genau, wir können durch beide Augen schauen– und sehen die ganze Wahrheit.

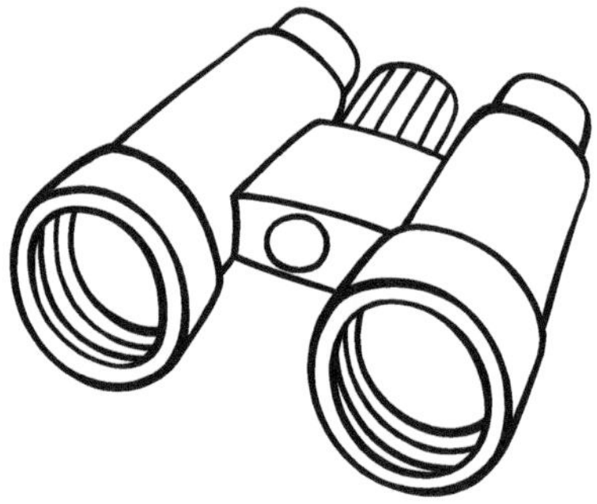

Bezogen auf deinen Körper kannst du dir das in etwa so vorstellen: Wir schauen zwar auch auf die Körperbereiche, mit denen du unzufrieden bist, aber auch auf die Körperbereiche, die schön sind. Und wir blenden nichts aus!

Wenn du mal dein rechtes Auge zukneifst und nur durch dein linkes Auge schaust – das nur unzufrieden macht – also das, was du besonders gut kennst, was siehst du? Worauf schaust du? Schreibe es in das linke Feld des Fernglases. Wenn du mal dein linkes Auge zukneifst und nur durch dein rechtes Auge schaust – also auf die Stellen, die du besonders schön an deinem Körper und an deinem Aussehen findest – was siehst du? Schreibe es in das rechte Feld des Fernglases.

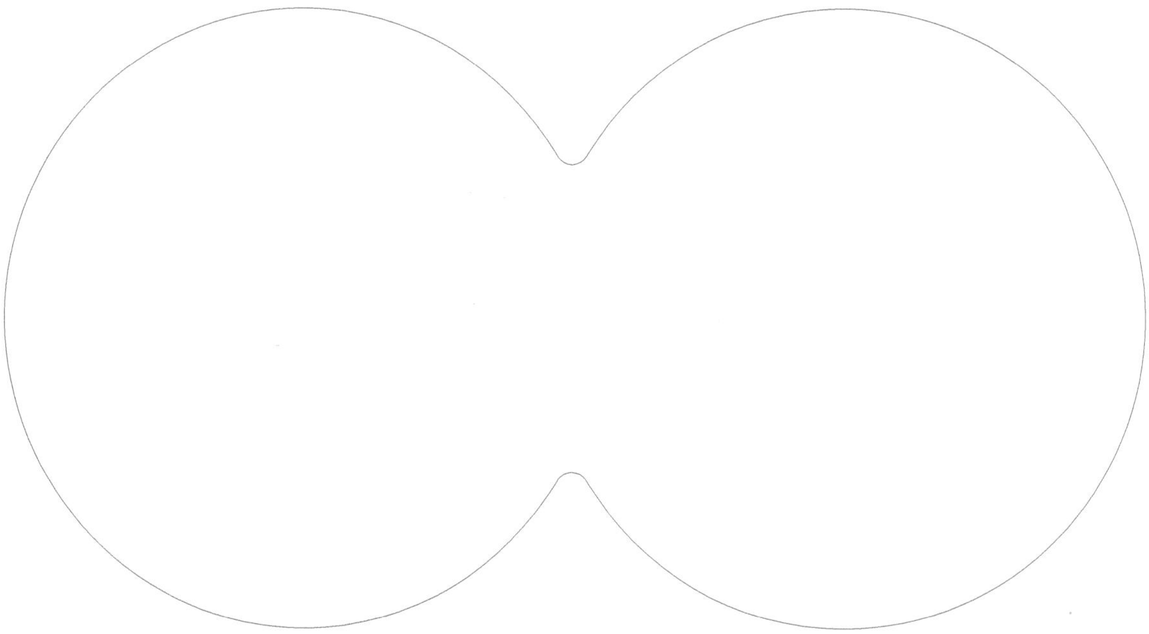

Rückzugsverhalten

Wenn man unzufrieden mit seinem Körper oder seinem Aussehen ist, dann fühlt man sich unwohl unter Menschen. Man würde am liebsten im Erdboden versinken! Weil das nicht geht, ziehen Menschen sich zurück.

Was passiert, wenn wir unter Menschen sind und Angst haben, ausgelacht oder beschämt zu werden?	Kennst du das?
▶ Der Atem geht schnell.	☐ Ja ☐ Nein
▶ Man zittert oder denkt, man fällt in Ohnmacht.	☐ Ja ☐ Nein
▶ Man bekommt feuchte Hände.	☐ Ja ☐ Nein
▶ Das Herz geht schnell.	☐ Ja ☐ Nein
▶ Man möchte weglaufen oder verschwinden.	☐ Ja ☐ Nein
▶ Man fühlt sich im eigenen Körper unwohl.	☐ Ja ☐ Nein
▶ Man ist voller Angst oder fühlt sich beschämt.	☐ Ja ☐ Nein

Zeichne einmal die Stellen am Körper in Rot ein, wo du diese Veränderungen spürst.

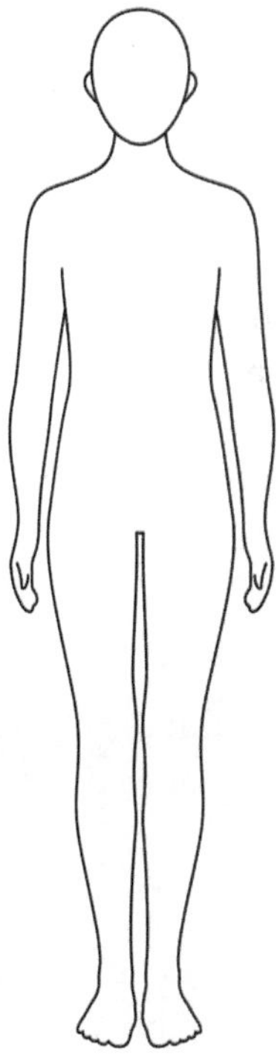

Rückzugsverhalten

Was passiert, wenn wir uns dann zurückziehen? Oder die Situationen vermeiden, die uns blöde Gefühle machen? **Kennst du das?** **Zeichne einmal die Stellen am Körper in Grün ein, wo du diese Veränderungen spürst.**

- ▶ Der Atem beruhigt sich. ☐ Ja ☐ Nein
- ▶ Man zittert nicht mehr. Man steht ganz sicher. ☐ Ja ☐ Nein
- ▶ Man hört auf zu schwitzen. ☐ Ja ☐ Nein
- ▶ Man hört das Herz nicht mehr so sehr schlagen. ☐ Ja ☐ Nein
- ▶ Man fühlt die blöden Gefühle nicht, Angst und Schamgefühle werden weniger. ☐ Ja ☐ Nein

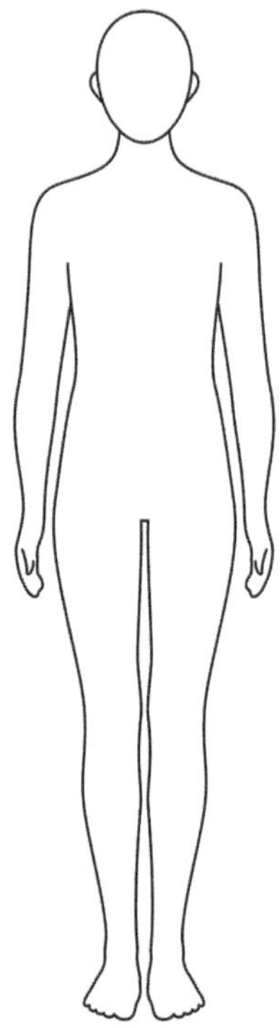

Ich kann das gut verstehen, warum du dich zurückziehst. Kurzfristig kannst du dich beruhigen. Die blöden Gefühle werden weniger. Und du kannst dich entspannen. Ganz nach dem Motto: der Gefahr entkommen! Aber welche Nachteile kann es geben, wenn du bestimmte Situationen vermeidest? Welche anderen Probleme ergeben sich daraus?

....

....

....

Lass uns mal Vor- und Nachteile in eine Waagschale werfen. Lohnt sich der Rückzug tatsächlich?

....

....

....

AB 37 • J

Posts an mich selbst

Blöde Posts und Kommentare über das Aussehen sind voll daneben. Sie sind zwar meistens gar nicht wahr – aber sie tun ganz schön weh! Und zwar so, dass man noch lange über sie nachdenkt. Schluss damit! Wir wischen sie weg und machen Platz für gute Posts über dich! Schreibe sie einfach in die leeren Zettel. Was fällt dir alles ein?

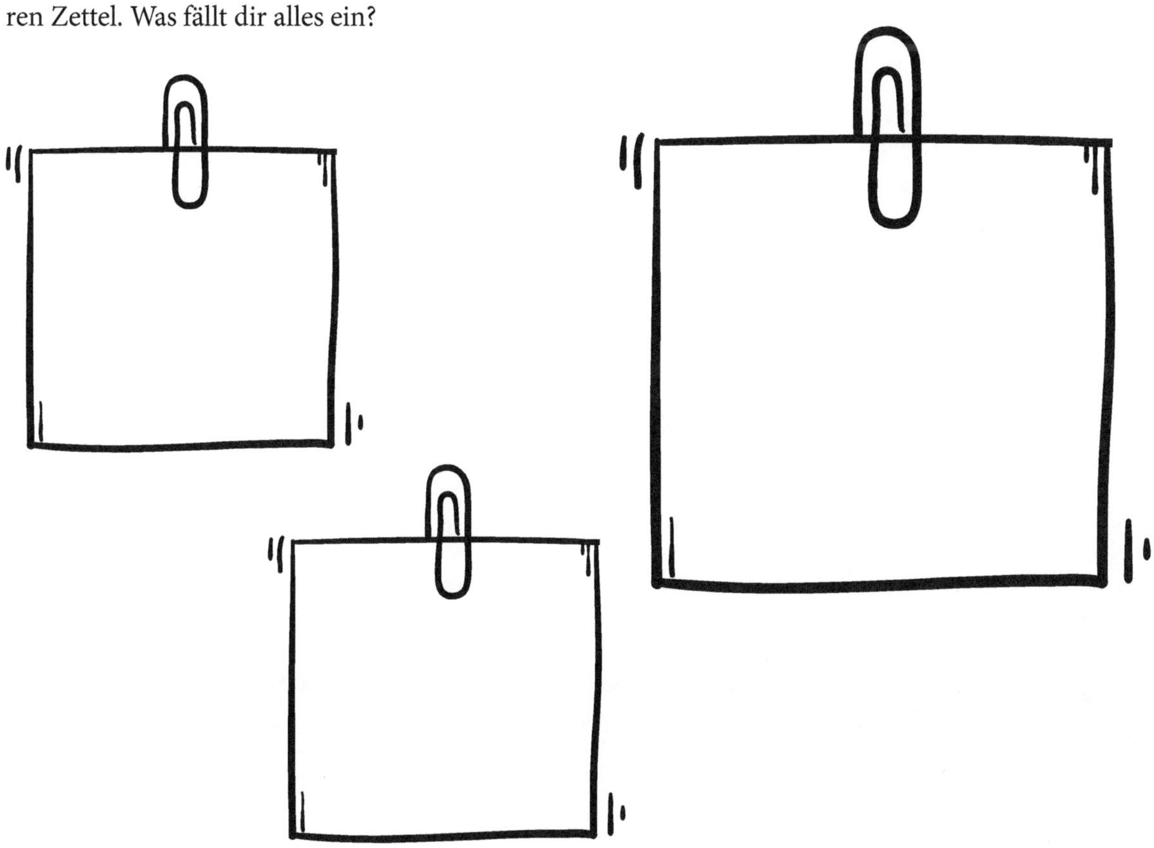

Du kannst dir überlegen, welche schönen Dinge dir schon deine Familie, deine Freunde, Freundinnen, Lehrer oder Lehrerinnen, Trainer oder Trainerinnen gesagt haben. Oder du kannst die Personen, die dir wichtig sind ganz direkt fragen, welche guten Kommentare sie über dich posten würden. Oder du kannst hier auf dieser Pinnwand guter Gedanken einmal schauen, ob du hier gute Annahmen über dich selbst findest, die du dir dann selbst als Kommentare posten kannst. Welche Kommenare gefallen dir und sind hilfreich für dich?

- Ich bin toll.
- Ich bin wertvoll.
- Ich habe viele Talente.
- Ich finde mich okay.
- Menschen haben mich lieb.
- Von Hasskommentaren lass ich mich nicht unterkriegen.
- »Hate Speech« ist voll daneben.
- Die Meinung anderer ist mir nicht so wichtig wie meine eigene.

Angemessene Sichtweise

Manchmal spielt uns unsere Wahrnehmung einen Streich. Wir schätzen unseren Körper dann entweder zu groß, zu klein, zu dick oder zu dünn ein. Verrückt ist das! Lass uns diese Wahrnehmung im wahrsten Sinne wieder geraderücken.

Übung

Nimm dazu eine Kordel und versuche, nur durch deinen Blick abzuschätzen, wie lang bestimmte Körperbereiche sind, die in der Tabelle stehen. Dein Therapeut oder deine Therapeutin wird diese Abstände, die du über die Kordel gemessen hast, notieren. Schaue z. B. deine Nase an und versuche die Länge durch die Kordel sichtbar zu machen.

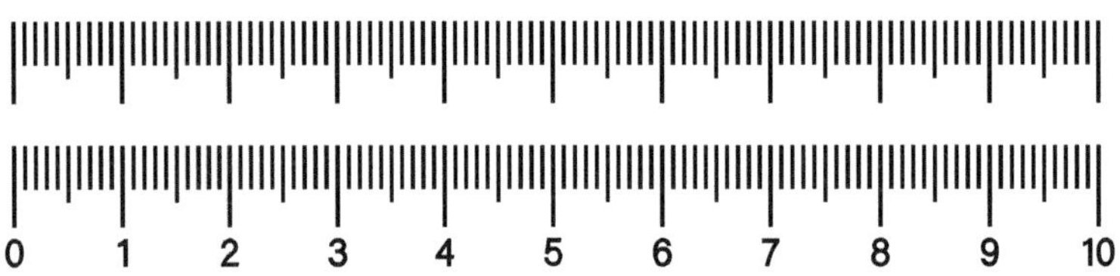

Wenn ihr fertig seid, wird dein Therapeut oder deine Therapeutin einmal ganz genau nachmessen und die tatsächliche Größe und Länge der Körperbereiche in die zweite Spalte eintragen.

Körperbereich **Was glaubst du, wie lang / groß ist dein oder sind seine …**	**Deine Einschätzung**	**Nachmessung**
Arme		
Beine		
Körper von Kopf bis Fuß		
Kopfumfang		
Schultern		
Füße		

Bist du nun verwundert über die Ergebnisse?

- Manchmal spielt uns unsere Wahrnehmung einen Streich. Körperbereiche erscheinen größer oder kleiner als sie tatsächlich sind.
- Wir haben es jetzt nachgemessen und damit bewiesen: Du bist wunderbar!

AB 39 • K J

Eine Frage der Bedeutung

Wenn wir uns selbst ansehen, dann können wir nur von links nach rechts schauen oder von oben nach unten an uns herabblicken. Andere Menschen, die uns anschauen, können unseren Körper vollständig auf einen Blick sehen. Uns gelingt das nicht.

▶ Was kannst du alles sehen, wenn du dich ansiehst, ohne in den Spiegel zu schauen?

▶ Was kannst du alles **nicht** sehen, wenn du dich ansiehst, ohne in den Spiegel zu schauen?

Leg dich doch einmal auf den Boden und dein Therapeut oder deine Therapeutin malt deine Körperumrisse mit einem Stift auf ein großes Blatt oder eine Tapete. Und dann wählst du aus folgenden Smilies diejenigen aus, die zu bestimmten Körperstellen passen und malst sie auf die Skizze.

- Das Gesicht bedeutet, bei dem Köperbereich werde ich traurig.
- Das Gesicht bedeutet, bei dem Körperbereich werde ich sogar etwas wütend.
- Das Gesicht bedeutet, bei dem Körperbereich bin ich richtig stolz oder fühle mich okay damit.

Du kannst auch Stifte dazu verwenden und Körperbereiche, die du magst, mit deinen Lieblingsfarben ausmalen. Und die Körperbereiche, die du nicht magst, mit Farben ausmalen, die du nicht so gerne magst.

Was glaubst du, auf welche Körperstelle schauen Menschen sofort, wenn sie dir begegnen und dich sehen?

Welche Körperstelle nimmst du genau unter die Lupe, wenn du dich im Spiegel anschaust?

4 Emotionsregulation im Rahmen von Körperbildsorgen

Emotionsregulation beschreibt den Prozess, durch den Personen das Erleben, die Intensität, die Dauer, den Zeitpunkt und den Ausdruck von aktivierten Emotionen beeinflussen (Gross, 2007). Hierbei können positive und negative Emotionen verstärkt, aufrechterhalten oder abgeschwächt werden. Im Bereich von Körperbildstörungen kann die Konfrontation mit dem eigenen Aussehen Stress auslösen. Fehlen Betroffenen funktionale Strategien, um diesen zu regulieren, können sie auf dysfunktionale Strategien wie z. B. Kontroll- oder Vermeidungsverhalten zurückgreifen.

Nicht selten wirken dysfunktionale Bewältigungsstrategien schnell und effektiv, jedoch können sie sich langfristig auch in körperbildassoziierten Störungen manifestieren. Es ist anzunehmen, dass Vermeidungs- und Sicherheitsverhalten im Rahmen der Körperdysmorphen Störung zunächst dazu beitragen, dass Gedanken und Sorgen in Bezug auf das äußere Erscheinen verringert und somit Stress und Unsicherheit reduziert werden (Veale & Neziroglu, 2010). Langfristig erhöhen diese Strategien aber durch negative Verstärkung Stress und Sorgen in Bezug auf das äußere Erscheinen. Die Konfrontation mit einem Spiegelbild oder einer reflektierenden Oberfläche kann nach dem kognitiv-behavioralen Modell nach Veale und Neziroglu (2010) dysfunktionale Prozesse, darunter auch Stress, auslösen. Das bedeutet, dass die Konfrontation mit dem eigenen Körper oder dem eigenen Spiegelbild zunächst unangenehme Gefühle auslöst, die es zu regulieren gilt. Gleichzeitig versuchen Betroffene durch das Überprüfen in einem Spiegel, ausgelöste Unsicherheit und Stress im Hinblick auf das Selbstbild zu reduzieren. Diese Prozesse können langfristig zusammen mit anderen dysfunktionalen Verhaltensweisen mehrere Stunden pro Tag (zwischen 3 und 8 Stunden) in Anspruch nehmen (Philipps, 2005) und die Alltagsgestaltung maximal beeinflussen.

Insbesondere Kinder brauchen noch Hilfe und Unterstützung, um ihre Emotionen zu regulieren. Denn Menschen können sich zu Beginn ihres Lebens noch nicht selbst regulieren. Es wird davon ausgegangen, dass es vom Säuglingsalter bis zum Erwachsenenalter zu einer kontinuierlichen Zunahme der Selbstregulierung bei gleichzeitiger kontinuierlicher Abnahme sozialer oder externer Regulierung kommt (Sameroff, 2010). Aber auch Jugendliche dürfen um Hilfe bei der Emotionsregulation bitten, vor allem dann, wenn eigene Strategien im Umgang mit körperbildassoziierten Sorgen nicht ausreichen oder sich langfristig negativ auswirken. Man weiß heute, dass Defizite in der Emotionsregulation ein Risikofaktor für die Entstehung und Aufrechterhaltung psychischer Störungen ist (Svaldi et al., 2012). Deswegen kann es hilfreich sein, mit Kindern und Jugendlichen Emotionsregulations- und insbesondere Selbstregulationsfähigkeiten noch einmal genau unter die Lupe zu nehmen. Dieses Kapitel bietet Arbeitsblätter für die Arbeit mit Kindern und Jugendlichen, um mit körperbildassoziiertem Stress langfristig gut umgehen zu können. Ebenso wird der funktionale Umgang mit externen Stressoren näher betrachtet, der störungsspezifisches Verhalten verstärken kann.

Arbeitsmaterial

AB 40 Gedankenspaghetti

Manchmal können Gedanken um das eigene Aussehen kreisen. Sie sind wie Spaghetti: verworren, finden einen Anfang, aber scheinbar kein Ende und können klebrig werden, wenn sie zu lange kochen. Vor allem kreisen die Gedanken nach sozialen Ereignissen, in denen wir Unsicherheit spüren. »Wie hat man sich verhalten?« oder »Wie hat man gewirkt?« sind Fragen, die in einem ungünstigen Kreislauf kurzfristig Beruhigung und Sicherheit vermitteln, aber langfristig zur Unsicherheit beitragen. Der Prozess der Rumination kann insbesondere körperbildassoziierte Störungen aufrechterhalten. Das Arbeitsblatt kommt den Gedankenspaghetti spielerisch auf die Spur.

AB 41 Blitzschnelles Gedanken-Tennis

Auf diesem Arbeitsblatt lernen Kinder und Jugendliche, dass sie nicht blitzschnell auf Gedanken in Bezug auf das eigene Aussehen mit einem bestimmten Verhalten reagieren müssen. Denn diese Reiz-Reaktionen geschehen ganz oft und automatisch, z. B.: Wie sehe ich aus? – Ich kontrolliere mein Aussehen im Spiegel oder über die Kamera meines Smartphones. Auf diesem Arbeitsblatt werden alternative Verhaltensweisen in Form von Skills vorgestellt und können vom Kind zu Hause auf ihre Tauglichkeit überprüft werden.

AB 42 Körperlicht

Auf diesem Arbeitsblatt befindet sich eine Anleitung, mit der Kinder und Jugendliche noch einmal ihren Körper ganz bewusst kennenlernen können. Sie folgen den Anweisungen des Therapeuten oder der Therapeutin und beleuchten dabei ihren Körper mit einer Taschenlampe. Sie folgen dabei mit ihren Augen dem Lichtkegel. Die Aufmerksamkeit wird auf den Körper gerichtet. Aber sie sind dabei nicht allein und das kann korrigierend sein. Denn unnötiger Stress kann vermieden werden, wenn Kinder und Jugendliche sich nicht alleine gelassen fühlen. So ist mehr Platz für Neugier und Interesse da.

AB 43 Körpergefühlestrand

Permanent in der Annahme zu sein, man stünde im Mittelpunkt, in dem alle anderen einen anschauen, kann das ganz schön viel Spannung erzeugen. Vor allem dann, wenn man denkt, dass andere sich vielleicht sogar lustig über das Aussehen machen! Mit diesem Arbeitsblatt können Kinder und Jugendliche lernen, sich zu entspannen – und zwar mit der Kraft, die von einem selbst ausgeht. Denn, wenn man sich selbst berührt, kann man sich selbst beruhigen: Oxytocin wird freigesetzt – wir können uns entspannen und den Körper selbst regulieren. Körperstark!

AB 44 Der weise Blick

Sich an dem eignen Spiegelbild zu exponieren, ist eine gängige Methode im Bereich körperbildassoziierter Störungen im Erwachsenenalter. Auf diesem Arbeitsblatt können Kinder und Jugendliche spielerisch an ihrem eigenen Spiegelbild habituieren. In der Vorstellung beschreiben sie einem uralten Menschen, was sie sehen. Denn dieser ist blind – und möchte sich trotzdem ein objektives Bild von seinem Gegenüber machen, ganz ohne Wertung. Kinder und Jugendliche können ausprobieren, ob ihnen eine objektive Beschreibung des eigenen Aussehens gelingt.

AB 45 Gut atmen

Atmen – ist doch kinderleicht! Nicht ganz! Mithilfe dieses Arbeitsblattes wird das Kind angeleitet, ganz bewusst zu atmen. Die Übung hilft, den Körper wieder in ein Gleichgewicht zu bringen, wenn Sorgen um das Aussehen einen aus der Bahn werfen wollen. So nimmt man Einfluss auf den Sympathikus und Parasympathikus – und kann sich beim nächsten Atemzug wieder wichtigeren Dingen als Sorgen um das Aussehen zuwenden.

AB 46 Wohl-Gefühle trainieren

Wenn wir uns schlecht in unserem Körper fühlen, kann das auch Konsequenzen im Umgang mit uns selbst nach sich ziehen: Ähnlich wie in einer depressiven Phase, haben wir keine Lust, uns zu pflegen oder Dinge zu unternehmen. Dann muss man manchmal, entgegen seiner Gefühle, handeln. Auf diesem Blatt werden Ideen entwickelt, die das Wohlbefinden steigern. So kann man der Abwärtsspirale über einen fürsorglichen Umgang mit dem Körper entgegenwirken.

AB 47 Ich baue ein Schloss für mich

Was soll man tun, damit die Seele sich ganz besonders wohl im eigenen Körper fühlt? Genau das ist die Frage, die Kinder und Jugendliche mit diesem Arbeitsblatt zu beantworten lernen können. Das Bild aus der Körperarbeit mit Erwachsenen wird hier kinderleicht und verständlich vermittelt und lädt Kinder und Jugendliche dazu ein, darüber nachzudenken, wie Wohlbefinden im Körper hergestellt werden kann, sodass die Seele gerne darin wohnt.

AB 48 Fürsorge trainieren

Manchmal fällt uns der fürsorgliche Umgang mit uns selbst schwer. Vor allem nach aussehensbezogenen Kommentaren werten Betroffene sich häufig selbst ab. Auf diesem Arbeitsblatt findet sich eine Imagination, die das fürsorgliche Verhalten adressiert, das den Kindern in der Regel inne liegt. Ein Transfer, sich selbst gegenüber eine tröstende Haltung einzunehmen, wird hierbei implizit gefördert.

AB 49 Im Schutz der Giraffen

Ähnlichkeit kann ein Gefühl von Zugehörigkeit schaffen. Und das ist wichtig, um mit Ausgrenzungserfahrungen, z. B. wegen des Aussehens, besser umgehen zu können. Bindung ist ein Schutzfaktor. Das gilt auch für den Bereich von Ausgrenzung und Problemen mit dem Aussehen. Dieses Arbeitsblatt macht Kindern und Jugendlichen diesen Schutz bewusst – insbesondere bei Ausgrenzungserfahrungen auf dem Schulhof.

AB 40 • K J

Gedankenspaghetti

Kennst du das Gefühl, wenn man sich stundenlang Gedanken darüber macht, was andere Menschen über dich denken? »Habe ich mich peinlich verhalten?«, »Habe ich mich mit meinem Aussehen blamiert?«, »Ist anderen etwa mein blödes Aussehen aufgefallen?«, »Was denken andere jetzt über mich?« »Mögen sie mich?«

Stell dir vor, dass diese Gedanken wie riesengroße Spaghetti in deinem Kopf sind! Solche Gedanken sind klebrig, ähnlich wie richtige Spaghetti, wenn sie zu lange gekocht wurden. Was glaubst du, kann helfen, dass die Gedanken nicht zu lange wie die Spaghetti in dir brodeln, wenn du dich das nächste Mal in einer ähnlichen Situation befindest? Wir können uns dafür einen Herd vorstellen. Bis zum Kochen braucht es 100 Grad.

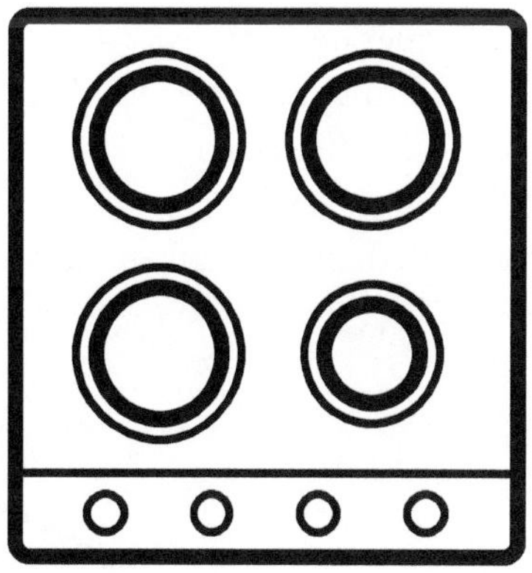

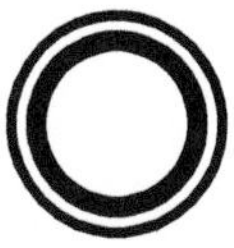

Herdplatte 1: 25 Grad

- ▶ Meine Gedanken an die Situation sind noch »lauwarm«.
- ▶ Ich denke an die Situation und frage mich, was andere über mich denken.
- ▶ Was kannst du tun, um dich von diesen Gedanken abzulenken?

....

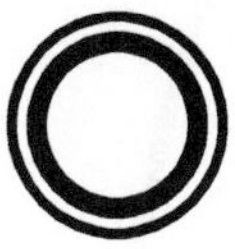

Herdplatte 2: 50 Grad

- ▶ Meine Gedanken an die Situation sind schon wärmer.
- ▶ Ich suche Beweise dafür, dass andere mich wegen meines Aussehens nicht mögen.
- ▶ Was kannst du tun, um dich von diesen Gedanken abzulenken?

....

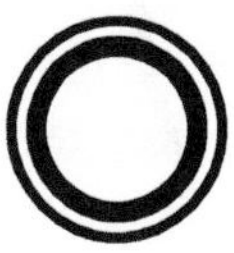

Herdplatte 3: 75 Grad

- ▶ Meine Gedanken an die Situation sind schon ziemlich warm.
- ▶ Ich denke, dass andere mich mit Sicherheit doof finden. Ich weiß auch, woran es liegt. Es liegt bestimmt an meinem Aussehen.
- ▶ Was kannst du tun, um dich von diesen Gedanken abzulenken?

....

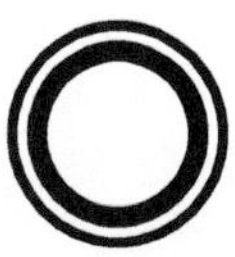

Herdplatte 4: 100 Grad

- ▶ Meine Gedanken an die Situation sind kochend heiß.
- ▶ Ich denke an die Situation und bekomme Wut auf mich. Ich werde unruhig. Ich finde mich und mein Aussehen total blöd.
- ▶ Was kannst du tun, um dich von diesen Gedanken abzulenken?

....

Blitzschnelles Gedanken-Tennis

Beim Tennis geht es manchmal hoch her. Die Bälle fliegen vom Feld des einen in das des anderen und jeder muss blitzschnell reagieren. Bei Gedanken über das Aussehen kann es manchmal genauso hoch hergehen. Sie kommen und wir haben das Gefühl, dass wir blitzschnell reagieren müssen.

- Welche blöden Gedanken kommen manchmal auf dich zu, wenn du an dein Aussehen und deinen Körper denkst?
- Und mit welchen Gefühlen sind sie verbunden?
- Wenn die blöden Gedanken dann da sind: Wie reagierst du auf sie?

Schreib deine Gedanken, deine Gefühle und deine Reaktion einmal in den Tennisball.

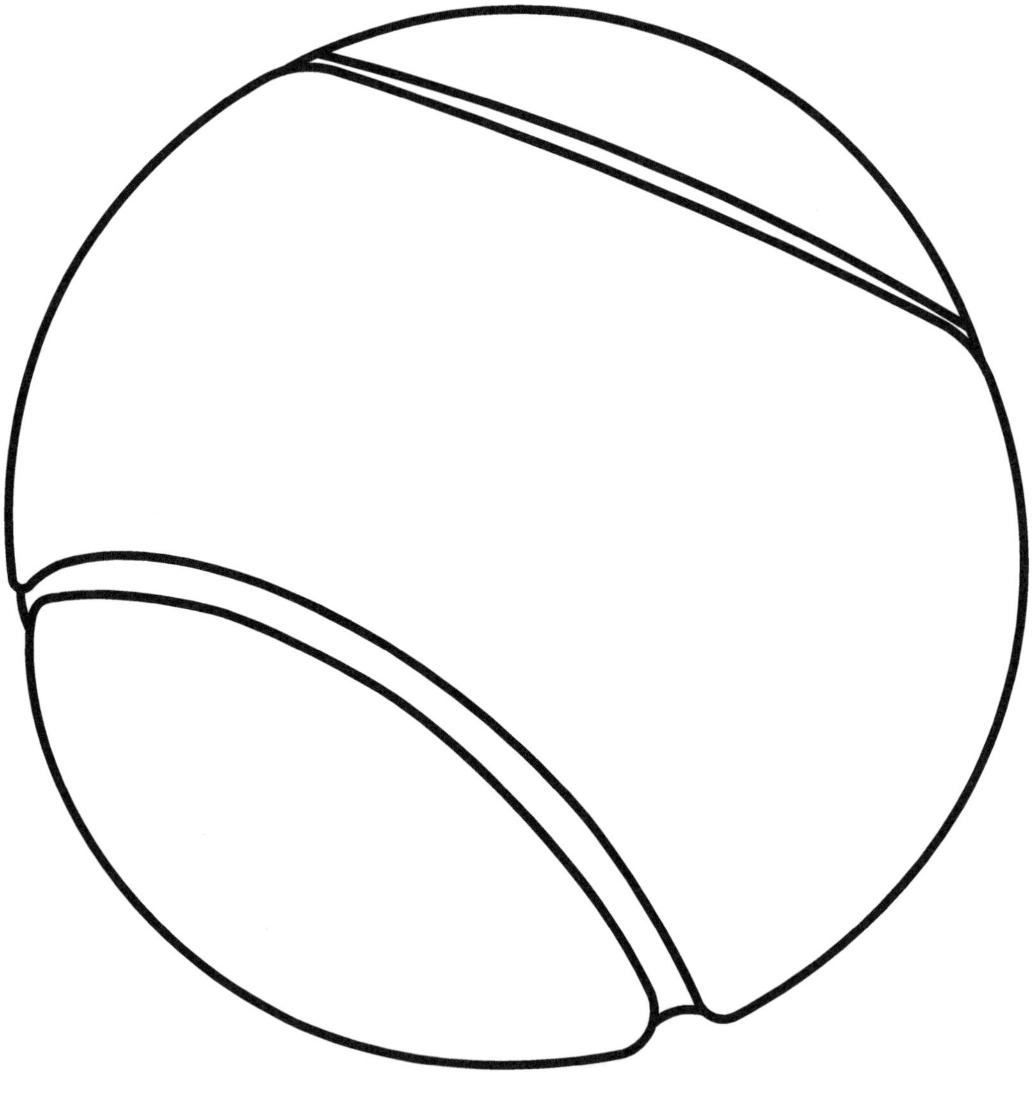

Blitzschnelles Gedanken-Tennis

Beispiel

Wenn mich jemand anguckt, denke ich, andere könnten sich lustig über mein Aussehen machen. Dann werde ich unsicher oder habe Angst. Dann kontrolliere ich mein Aussehen blitzschnell im Spiegel, über mein Handy oder über meine Fotos. Ich reagiere also sofort auf meine Gedanken.

Und jetzt suchen wir einmal zusammen in der Liste nach anderen Dingen, damit du nicht immer blitzschnell wie beim Tennis auf diese Gedanken reagieren musst, um sie regelrecht abzuschmettern. Mit welchen Tätigkeiten könntest du dich in diesem Moment von deinen Gedanken ablenken?

- Malen
- Singen
- In die Natur gehen / Nach draußen gehen
- Baden
- Lesen
- Musik hören
- Musik machen
- Einen Igelball kneten
- Schnell die Treppen steigen
- Mit kaltem Wasser die Hände waschen
- Mit einem Flummi spielen
- Tischtennisball mit einem Tischtennisschläger titschen
- Ein Hörspiel hören
- ....
- ....
- ....
- ....

Das, was du von den Dingen ausprobieren möchtest, können wir um diesen Tennisschläger schreiben. Du kannst das in der nächsten Woche üben, denn Übung macht den Meister. Gelingt es dir nicht wie gewohnt, sondern einmal anders auf Gedanken über dein Aussehen zu reagieren? Du hast es in der Hand!

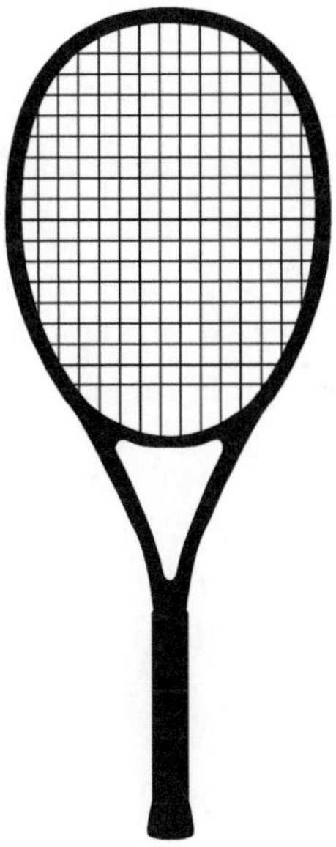

Körperlicht

Wenn Kinder auf die Welt kommen, müssen sie ihren Körper erst einmal kennenlernen. Sollen wir zusammen eine Übung machen und unseren Körper noch einmal ganz bewusst kennenlernen?

Schnapp dir eine Taschenlampe. Dein Therapeut oder deine Therapeutin wird dir nun folgende Anleitung vorlesen und du beleuchtest dann einmal jeden Körperbereich, der genannt wird.

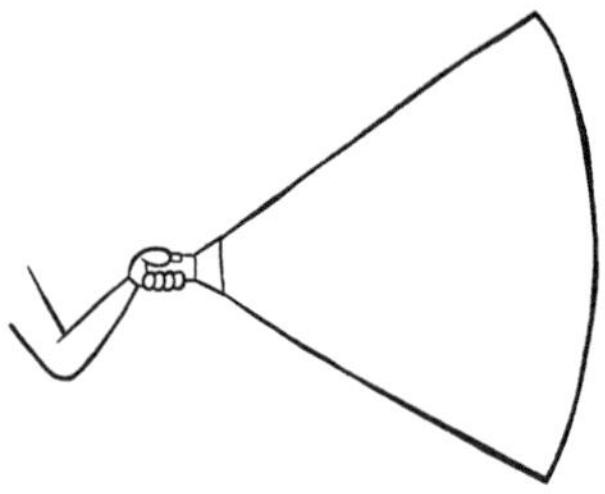

Übung • Anleitung

Zuerst richtest du das Licht der Taschenlampe auf deine Füße. Vom dicken Zeh bis hin zum kleinsten. [*Pause*]

Dann wechselst du den Fuß. Deine Füße ermöglichen dir einen sicheren Stand und tragen dich, wohin du möchtest. Wo gehst du am allerliebsten hin? [*Pause*]

Jetzt richtest du das Licht der Taschenlampe auf deine Beine. Fahre zuerst das eine Bein mit dem Licht von deiner Verse bis zum Knie und dann deinen Oberschenkel hinauf. [*Pause*]

An der Hüfte drehst du einmal um und fährst nun das andere Bein von oben beginnend ab, bis hin zu deinem Knie. Dann wieder runter an die Verse, bis du unten angekommen bist. [*Pause*]

Dann fährst du mit dem Licht allmählich wieder hinauf zu deiner Hüfte. Danke, liebe Beine, dass ihr mich überall hin bringt. Danke linkes Bein. Danke rechtes Bein. [*Pause*]

Jetzt gehen wir mit dem Licht weiter zum Bauch. Hallo Bauch. Du hast ganz schön viel zu tun. Du musst nicht nur Essen verdauen, sondern auch manchmal blöde Kommentare über das Aussehen. Das ist manchmal gar nicht leicht zu verdauen. Welche Dinge liegen dir schwer im Magen?

Streiche einmal mit deiner anderen Hand wohlwollend über den Bauch. Danke Bauch, dass du mit mir blöde Gefühle verdaust. [*Pause*]

Nun gehen wir einmal hoch zu deinem Herzen. Wenn wir Menschen mögen, dann schlägt unser Herz höher. Oder wir können zur Ruhe kommen, wenn wir bei jemandem sind, den wir gerne haben. Wen hast du im Herzen? Gibt es jemanden, den du ganz besonders lieb hast? [*Pause*]

Nun gehen wir weiter zu den Armen. Wir beginnen von der Schulter, fahren mit dem Licht zur Beuge und fahren dann jeden einzelnen Finger ab. Den kleinen Finger. Den Ringfinger. Den Mittelfinger. Den Zeigefinger. Den Daumen. Fünf Finger. Alle dran! [*Pause*]

Dann fahren wir wieder zurück zum Handgelenk, zur Beuge hinauf, bis zu den Schultern. Und wechseln dann hinüber zu der anderen Schulter. Fahren mit dem Licht zur Beuge und fahren jeden einzelnen Finger der anderen Hand ab. Den kleinen Finger. Den Ringfinger. Den Mittelfinger. Den Zeigefinger. Den Daumen. Fünf Finger. Alle dran! [*Pause*]

Dann fahren wir wieder zurück zum Handgelenk, zur Beuge hinauf, bis zu den Schultern.

Was kannst du alles mit deinen Händen machen? [*Pause*]

Körperlicht

Nun fahren wir rauf mit dem Licht zu unserem Kopf. Du kannst hier das Licht an deinen Ohren entlangfahren, hinauf zur Stirn und am anderen Ohr herunter.

So viele Sinne kannst du hier entdecken:

Die Ohren, die dich hören lassen.

Der Mund, der dich schmecken lässt.

Die Augen, die dich sehen lassen.

Die Nase, mit der du riechen kannst.

Und hinter all dem ist dein Gehirn. Mit ihm kannst du denken. Viele blöde Gedanken über dich selbst. Aber auch ganz viele gute. [*Pause*]

Wenn wir jetzt ganz still sind und du das Licht auf deine Stirn richtest, wie eine Angel – welche guten Gedanken gehen dir gerade durch den Kopf? Gibt es eine schöne Erfahrung, an die du dich erinnerst? Zum Beispiel ein Treffen mit einer Freundin oder einem Freund? Einen Geburtstag? Oder Weihnachten? Hattest du besonders schöne Ferien? [*Pause*]

All diese guten Gedanken sind hier in deinem Kopf gespeichert.

Und wir können sie immer wieder abrufen. Manchmal spüren wir sie sogar noch in unserem Körper.

Kannst du eine schöne Erinnerung noch immer in deinem Körper fühlen? Wo spürst du es ganz genau, wenn du glücklich bist? Woran merkst du es? Wo ist in deinem Körper das Glück gespeichert? [*Pause*]

Nun kannst du die Taschenlampe langsam wieder auf den Boden richten. Mache sie aus.

Und dann schaust du dich im Zimmer um.

Du bist so, wie du bist, genau richtig hier.

Dein Körper ist wertvoll, denn er ermöglicht dir viele schöne Erfahrungen.

Danke Körper und danke dir für diese schöne Lichterreise durch deinen Körper.

AB 43 • K J T

Körpergefühlestrand

Manchmal denken wir, dass alle Menschen uns beobachten, unser Aussehen genau unter die Lupe nehmen und sich sogar lustig machen. Wenn sie reden oder lachen, beziehen wir das auf uns - und das kann einen ganz schön unsicher machen. Wir können eine Übung machen, in der du den Körper wieder voll mit Sicherheit und guten Gefühlen tanken kannst. Hast du Lust, diese Übung kennenzulernen?

Setz dich entspannt hin. Dann nimmst du deine Lieblingshand und berührst einmal ganz vorsichtig deine Stirn. Wenn du magst, kann dein Therapeut oder deine Therapeutin es dir einmal vormachen. Du kannst auch den Punkt zwischen deinen Augenbrauen massieren. Oder über deine Augenbrauen streichen.

Übung • Anleitung

Berühre einmal mit deinen Händen vorsichtig deine Schläfen und mache kreisende Bewegungen. Du kannst dafür deine Augen auch für einen Moment zumachen.

Stell dir vor, wie ein Wind über den Strand zieht. An diesem Strand ist niemand anderes, nur du bist da. Niemand beobachtet dich.

Du bist ganz klein. Von oben aus dem Weltall betrachtet, fällst du gar nicht auf. Du bist ein Mensch von vielen.

Du bist eines von vielen Millionen Sandkörnern.

Du darfst hier einfach nur sein.

Du kannst dich allmählich entspannen.

Stell dir vor, wie mit dem nächsten Wind deine ganze Anspannung mit auf das Meer genommen wird.

Der Wind weht über dir und du kannst deine Sorge ganz allmählich loslassen.

Der Wind nimmt sie dir ab und trägt sie über den Strand hin zum Meer.

Kannst du sehen, wie deine Sorge kleiner und kleiner wird?

Wie deine Sorge sich immer mehr vom Strand entfernt?

Schau, wie sie immer kleiner wird, je näher sie dem Horizont kommt.

Und wenn du jetzt einmal tief einatmest, dann kannst du sehen, wie sie auf einmal hinter dem Horizont verschwindet.

Dann kannst du die Augen wieder aufmachen und du hast frischen Wind und neue Energie getankt!

AB 44 • K J

Der weise Blick

Stell dir mal vor, du würdest einen uralten Menschen treffen. Dieser Mensch wäre so uralt, dass er nichts mehr sehen könnte. Auch seine Ohren sind schon etwas schlechter, aber noch lange nicht so schlecht wie seine Augen! Er hat ein sehr großes Interesse, dich kennenzulernen.

Stell dich einmal vor den Spiegel. Jetzt nimmst du deine Hand auf Brusthöhe und wir stellen uns vor, dass du ein Mikrofon in der Hand hättest. Deine Aufgabe ist es, dich nun von oben bis unten zu beschreiben und zwar so, dass der uralte Mensch sich ein gutes Bild von dir machen kann. Damit du ihn nicht beeinflusst, muss deine Beschreibung ohne Bewertung sein. Das heißt, du darfst nicht sagen »Meine Augen sehen doof aus!«, sondern z. B. »Meine Augen sind rund. Meine Augen sind braun. Ich habe viele Wimpern«.

Dein Therapeut oder deine Therapeutin wird auf dem Arbeitsblatt deine Antworten mitschreiben und dir helfen, wenn dir die Aufgabe schwerfällt.

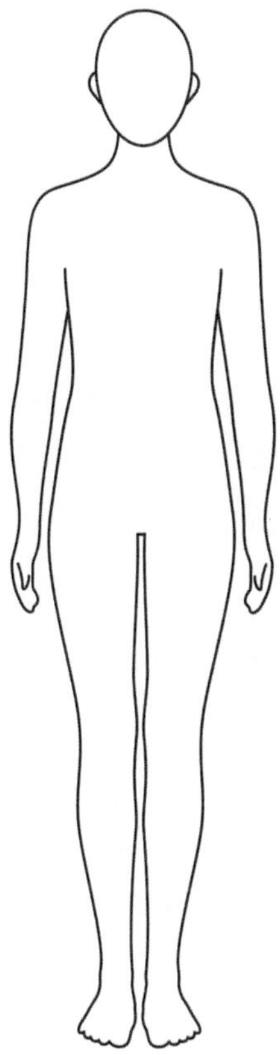

Jetzt schau dir die Beschreibung von Kopf bis Fuß noch einmal an.

- Was glaubst du, würde dir die uralte Person jetzt sagen?
- Hätte sie so jemanden wie dich schon mal gesehen?
- Was glaubst du, findet sie an dir ganz besonders interessant und schön?

Gut atmen

Atmen ist doch kinderleicht, denkst du bestimmt. Fast richtig – denn atmen funktioniert so automatisch, dass wir uns darauf gar nicht konzentrieren müssen. Wenn wir blöde Gedanken über unser Aussehen haben oder darüber nachdenken, was andere über uns sagen, dann kommt der Körper in einen gestressten Zustand. Ganz automatisch atmen wir schneller. Atmen wir schneller, denkt der Kopf wiederum automatisch: »Ok, hier muss eine Gefahr sein!«

Das Gute ist: Wir können den Atem dafür nutzen, um uns von blöden Gedanken zu befreien und um gute Gedanken hinein zu lassen.

(1) Stell dir einen blöden Gedanken vor.
(2) Male oder schreibe ihn in die erste Wolke.
(3) Atme tief ein, bis in deinen Bauchnabel. Genau da steckt die erste Wolke fest.
(4) Atme nun tief aus.
(5) Puste in Gedanken die Wolke aus deinem Bauch heraus.
(6) Lass den Gedanken beim nächsten Ausatmen einfach aus dir raus.

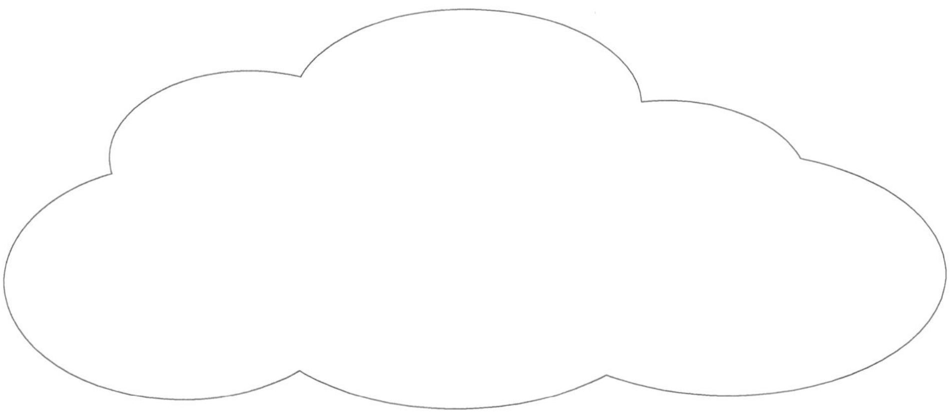

(7) Jetzt ist Platz!
(8) Stell dir einen guten Gedanken vor.
(9) Male ihn in die zweite Wolke.
(10) Atme tief aus, bis der Bauch ganz leer ist.
(11) Atme den guten Gedanken beim nächsten Einatmen ganz tief in dich ein.
(12) Kannst du ihn spüren, wie er in deinem Bauch kitzelt?

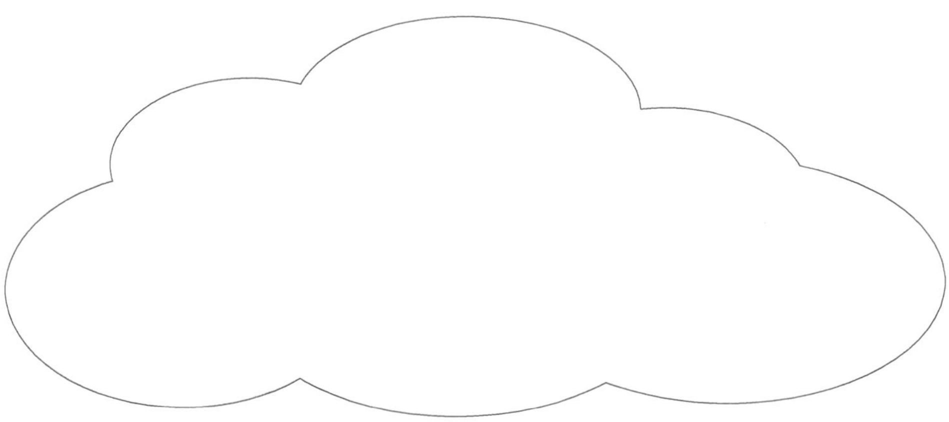

Wohl-Gefühle trainieren

Es gibt Tage, an denen fühlen wir uns richtig unwohl in unserer Haut. In einer miesen Stimmung ist die Unzufriedenheit mit dem eigenen Körper manchmal noch stärker als sie sowieso schon ist. Das Gute ist, wir können etwas daran ändern. Hier ist eine Tabelle mit Dingen, die an solchen Tagen besonders schwerfallen.

(1) Kreuze in der ersten Spalte an, was dir hier an miesen Tagen bekannt vorkommt.
(2) Dann kannst du dir überlegen, was du heute anders machen willst. Wenn du das herausgefunden hast, dann schreibe deine Ideen in die zweite Spalte. Warum? Menschen wie dein Therapeut oder deine Therapeutin haben herausgefunden, dass es manchmal helfen kann, Dinge bewusst anders zu machen als es unsere Gewohnheiten sind, um aus einem miesen Zustand herauszukommen. Das erfordert Kraft und Stärke.
(3) Für diese Kraft und Stärke ist die dritte Spalte gut geeignet. Hier kannst abhaken, wenn es dir gelungen ist, die Dinge anders zu tun. Du kannst dir dann auch überlegen, ob du dich dafür belohnen möchtest: Denn das hast du geschafft! Juhu!

An miesen Tagen hat man keine Lust…	**An miesen Tagen probiere ich mal, die Dinge anders zu tun, indem ich …**	**Das habe ich geschafft**
☐ Sich was Schönes anzuziehen	....	☐
☐ Aufzuräumen	....	☐
☐ Sich zu waschen, die Haare zu kämmen oder die Zähne zu putzen	....	☐
☐ Mit jemandem zu spielen	....	☐
☐ Ein Lieblingslied zu hören	....	☐
☐ Rauszugehen	....	☐

(4) Wenn du noch Schwierigkeiten hast, Dinge anders zu tun oder anders zu denken, sind hier ein paar Fragen, die dich wieder auf die richtige Spur bringen:

An miesen Tagen …	**An miesen Tagen probiere ich mal, genau das Gegenteil zu denken, indem ich mir die Frage beantworte …**	**Das habe ich geschafft**
☐ Guckt man sich kritisch im Spiegel an	Was ist schön an mir?	☐
☐ Vergleicht man sich kritisch mit anderen	Was kann ich besonders gut im Vergleich zu anderen?	☐
☐ Macht man viele Fotos von sich mit kritischem Blick auf Körperbereiche, die man nicht mag	Was sehe ich eigentlich, wenn ich einmal nicht nur auf bestimmte Körperbereiche zoome?	☐
☐ Denkt man, dass keiner einen mag	Wer mag mich so wie ich bin?	☐
☐ Denkt man, dass andere einen kritisch beurteilen	Was denken andere Menschen gutes über mich?	☐

AB 47 • K J

Ich baue ein Schloss für mich

Es gibt Tage, an denen fühlen wir uns richtig unwohnlich und ungemütlich in unserem Körper. Das Gute ist, wir können etwas daran verändern. Stell dir vor, deine allerbeste Freundin oder dein allerbester Freund würde dich besuchen und bei dir schlafen wollen. Du wärst ganz aufgeregt, weil du möchtest, dass dein Gast sich besonders wohl bei dir fühlt.

- Wie würdest du eine Wohlfühl-Atmosphäre gestalten?
- Was würdest du dir anziehen?
- Würdest du vorher noch einmal duschen, die Zähne putzen oder deine Haare bürsten?
- Würdest du dein Zimmer aufräumen? Einmal durchlüften?
- Würdest du dein Bett zum Wohlfühlen mit Kissen oder Decken gestalten?
- Was würdest du besonders gerne mit ihm / ihr zusammen essen?

Du fragst dich jetzt, warum wir das alles besprechen? Mit Freundschaften ist es so ähnlich wie mit Brücken – sie verbinden zwei Personen. Manchmal ein Leben lang! Mit der Freundschaft zu uns selbst, ist es auf jeden Fall so: Wir sind ein Leben lang zusammen.

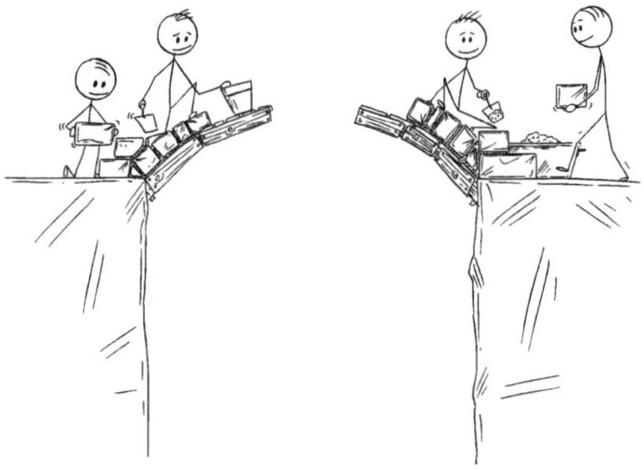

- Wie könntest du Brücken zu deinem eigenen Körper bauen?
- Welche, von den oben beschriebenen Dingen in der Liste, möchtest du ausprobieren, um dir selbst ein guter Freund oder eine gute Freundin zu sein?
- Was kannst du tun, damit du dich in deinem Körper wohlfühlst?

Nutze hierfür jeden Stein und baue eine Wohlfühl-Brücke zu dir – denn mit sich und seinem Körper befreundet zu sein ist eine Brücke, die ganz besonders wichtig ist im Leben.

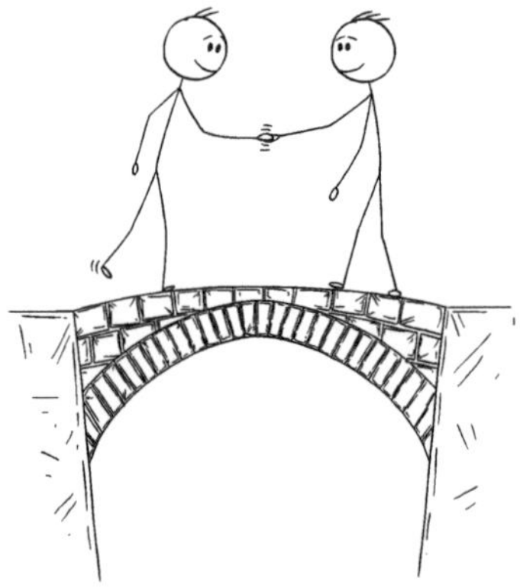

Fürsorge trainieren

Wenn wir Babys von Tieren sehen, dann finden wir sie meistens süß. Wir haben das Gefühl, sie berühren und schützen zu wollen. Wir wollen vorsichtig und behutsam mit ihnen sein. Hast du so etwas auch schon einmal erlebt? Manchmal sind wir uns selbst gegenüber gar nicht behutsam und vorsichtig. Wir denken Schlechtes über uns, verurteilen uns für unser Aussehen und behandeln uns grob.

Meistens können wir dann in solchen Situationen auch gar nicht leiden, wenn andere lieb mit uns und unserem Körper umgehen. Merkwürdig, denn eigentlich ist es genau das, was wir brauchen: einen freundlichen, behutsamen und schützenden Umgang mit uns. Lass uns dazu eine Übung machen: Schnapp dir doch einmal ein Kuscheltier oder eine Puppe. Nimm sie in die Hände und dein Therapeut oder deine Therapeutin wird dir ein paar Fragen stellen.

Übung • Anleitung

Nimm einmal das Kuscheltier / die Puppe in deine Hände und setze dich entspannt hin. Du kannst auf dem Stuhl Platz nehmen, du kannst dich aber auch auf den Boden setzen und dich mit dem Rücken an die Wand anlehnen. Hauptsache ist, du sitzt bequem und du kannst dich entspannen.

Manchmal ist man sehr aufgewühlt. Vor allem, wenn man Verletzendes gehört hat. Wenn Menschen sich über einen lustig machen. Oder wenn sie etwas Blödes über das Aussehen gesagt haben.

Wir sind dann traurig, wütend und verletzt. Was glaubst du, braucht man eigentlich in solchen Situationen? …

[*Hilfestellung: Trost? Eine Umarmung? Dass jemand lieb zu einem ist?*]

Genau. Manchmal passiert es uns aber, dass wir nicht getröstet werden. Manchmal haben wir sogar Angst, uns mit dem, was über unser Aussehen gesagt wurde, einem anderen anzuvertrauen. Wir haben dann Angst, dass der andere sich auch darüber lustig machen könnte. Dann bleiben wir lieber mit unseren Gefühlen alleine. [*Pause*]

Manchmal passiert es uns dann, dass wir wütend auf uns selbst werden.

Wir stellen uns sogar auf die Seite derjenigen, die sich lustig gemacht haben.

Wir suchen Gründe, warum die anderen gemeine Sachen über uns gesagt haben. Und dann fangen wir an, dass wir uns selbst auch gar nicht mehr richtig leiden können. [*Pause*]

Aber dann? Dann hat man die Situation, dass keiner mehr zu einem hält. Noch nicht einmal man selbst! [*Pause*]

Jetzt hast du dir genau dieses Kuscheltier / diese Puppe ausgesucht. Warum hast du dir das Kuscheltier ausgesucht? Was findest du besonders an ihm / ihr? [*Pause*]

Du hältst das Kuscheltier / die Puppe in beiden Händen. Deine Hände sind vertrauensvoll. In deinen Händen ist das Kuscheltier / die Puppe gut aufgehoben. [*Pause*]

Wie fühlt sich das Kuscheltier / die Puppe in deinen Händen an? Ist es weich? Ist es warm? Ist es schwer? Oder ist es doch ziemlich leicht? [*Pause*]

Fürsorge trainieren

Immer wenn man ein Kuscheltier / eine Puppe in der Hand hat, dann haben wir das Gefühl, dass wir es gut behandeln wollen. Wir wollen es streicheln oder umarmen. Ähnlich ist es wie mit kleinen Babys von Tieren. Auch hier haben wir oft das Gefühl, dass wir sie streicheln oder berühren wollen. Wir zeigen dann Fürsorge – Fürsorgeverhalten. Kennst du das? [*Pause*]

Was bedeutet fürsorgliches Verhalten? [*Pause*]

Jetzt haben wir hier schon eine Weile ganz entspannt zusammengesessen. Ich merke, dass dein Herz nicht mehr so schnell und aufgeregt schlägt. Auch dein Atem ist viel tiefer und entspannter. Deine Muskeln wirken nicht mehr so angespannt.

Und ich bin ganz beeindruckt, wie friedlich und fürsorglich du das Kuscheltier / die Puppe in deinen Händen hältst. Ich glaube, du bist ziemlich gut darin, mit anderen Geschöpfen oder Lebewesen fürsorglich umzugehen.

Ich glaube, sie sind bei dir in guten Händen. [*Pause*]

Stell dir einmal vor, wir beide würden auf einem Spaziergang ein kleines Ziegenlämmchen finden. Es wäre mutterseelenalleine im Wald. Und es würde dich mit seinen großen, dunklen Augen anschauen. Es zittert, würden wir beide feststellen. Es hat bestimmt Hunger und Angst. Und es braucht Nähe und Liebe. Vielleicht sogar etwas Trost.

Was glaubst du, würden wir beide auf diesem Spaziergang machen? Würden wir das Ziegenlämmchen zurücklassen? [*Pause*]

Ich glaube, nachdem du mir jetzt erzählt hast, wie fürsorglich du mit einem anderen Lebewesen umgehst, dass ich dir das nicht beibringen muss. Ich glaube, das kannst du schon sehr gut!

Manchmal fällt uns dieser fürsorgliche Umgang bei uns selbst aber dann etwas schwer. [*Pause*]

Aber schau mal, wie friedlich du mit anderen sein kannst. Wir beide müssen es nur üben, dass du das auch wieder bei dir selbst schaffst. [*Pause*]

Ein verlorenes Ziegenlämmchen im Wald braucht was?

Genau. Etwas Futter. Einen trockenen Stall. Wärme und Trost. Körperkontakt. Gestreichelt werden. [*Pause*]

Was glaubst du, was bräuchtest du jetzt? [*Pause*]

Möchtest du einmal probieren wie es ist, wenn das Kuscheltier / die Puppe dich zurückberührt? An welcher Körperstelle wäre es dir angenehm? Am Kopf? An der Schulter? An der Hand?

Lass dich einmal von dem Kuscheltier / der Puppe berühren, wenn dir das noch schwerfällt.

Wie fühlt sich das an? [*Pause*]

Und wenn du wieder bereit bist, dann beenden wir die Übung. Das hast du klasse gemacht! Du bist sehr fürsorglich. In deinen Händen ist man gut aufgehoben.

Bestimmt werden wir das noch öfter schaffen, dass du dich so gut entspannen kannst.

Und bestimmt wirst du es schaffen, dass auch du wieder freundlich mit dir umgehen kannst.

So wie mit einem kleinen Ziegenlämmchen, das wir beide heute in unseren Gedanken gefunden und versorgt haben. Danke für deine Hilfe!

AB 49 • K J

Im Schutz der Giraffen

Stell dir vor, du wirst von anderen Kindern auf dem Schulhof gehänselt. Vielleicht wegen deines Aussehens. Kennst du das? Was ist dir schon einmal passiert? Du kannst die Situation in den Kasten malen.

Schau dir einmal das Bild der Giraffe an. Eine große Giraffe im Rücken zu haben, kann einem Schutz geben. Denn Giraffen zählen zu den größten an Land lebenden Tieren. Schneide die Giraffe aus und klebe sie in die Situation. Wie fühlt sich das an, einen Beschützer im Rücken zu haben?

Klar, Giraffen können dir nicht auf dem Schulhof einen Besuch abstatten. Aber wenn du es übst, dann kommen dir diese Giraffen in der Vorstellung zur Hilfe und du kannst ein Gefühl von Schutz erleben.

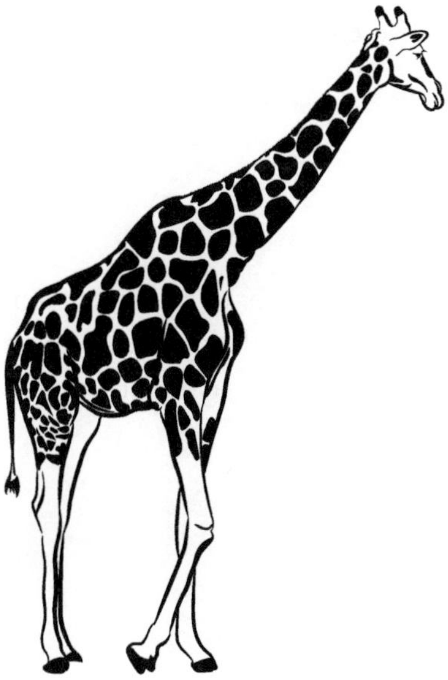

5 Respekt einfordern und Selbstrespekt fördern

Der Schutz der Privatsphäre und das Recht, diese zu verteidigen, sind für uns nahezu selbstverständlich. Genauso selbstverständlich sollte es aber auch sein, den eigenen Körper zu schützen. Und der Körper kann hierfür genutzt werden: Denn Gefühle wie Ekel oder Scham können signalisieren, dass Grenzen überschritten wurden und in der Folge Handlungen veranlassen, sich selbst zu behaupten. Resilienz-Programme, z. B. zur Prävention von sexuellem Missbrauch bei Kindern, zielen darauf ab, die Widerstandskraft von Kindern durch den Aufbau von Schutzfaktoren in Form von personalen und sozialen Ressourcen zu fördern. Eine Basis stellt die Entwicklung sozial-emotionaler, körperbezogener und sprachlicher Fähigkeiten (Wustmann, 2004) bei Kindern bereits im Kindergartenalter dar. Programme zur Förderung der Selbstsicherheit postulieren, dass Selbstsicherheit voraussetzt, dass sich Kinder ihrer Bedürfnisse und Rechte bewusst sind (Selbstbewusstsein), dass sie das Recht haben, diese zu äußern und einzufordern (Selbstwertgefühl), und dass sie die Fähigkeit ausbilden, diese berechtigten Interessen angemessen durchsetzen (Selbstvertrauen) zu können (Berg, 2000). Mithilfe dieser Arbeitsblätter sollen Kinder und Jugendliche dazu befähigt werden, selbst Regeln aufzustellen. Und die Durchsetzung dieser Regeln will gelernt sein! »Welche Regeln gelten im Umgang mit meinem Körper?« und »Wie kann ich meine Grenzen auch bei anderen durchsetzen?« sind Fragen, mit denen Kinder und Jugendliche sich in diesem Kapitel auseinandersetzen.

Mithilfe der Arbeitsblätter dieses Kapitels sollen Betroffene aber auch einen eigenen respektvollen Umgang mit ihrem Körper lernen. Und der Körper kann dafür selbstverständlich in die Arbeit mit einbezogen werden, denn er weiß im Grunde ganz genau, was gut für ihn ist. Zentral in diesem Kapitel ist es, zu lernen, wie man sich selbst gut behandeln kann und Körpersignale hierfür wahrnimmt. Selbstfürsorge soll hierbei wachsen. Sie bedeutet, vereinfacht gesagt, sich um sich selbst zu kümmern und beinhaltet, Verantwortung für das eigene Wohlbefinden zu übernehmen (Gobin, 2021). Allgemeine Elemente der Selbstfürsorge sind z. B. körperliche Aktivität, gesunde Ernährung und gute Hygiene. Kinder können diese Verantwortung noch nicht alleine tragen – aber sie können darin unterstützt werden. Mithilfe eines achtsamen Umgangs mit dem Körper, lernen Kinder und Jugendliche, sich selbst fürsorglich zu behandeln. Und Achtsamkeit korreliert positiv mit Selbstfürsorge und Selbstwahrnehmung (Richards et al., 2010). Sie beschreibt einen Bewusstseinsmodus, bei dem die Aufmerksamkeit absichtsvoll und auf eine nicht-wertende Weise auf das gegenwärtige Erleben gerichtet wird (Kabat-Zinn, 2003). Für Kinder und Jugendliche mit einem negativen Körperbild kann das anfangs ganz schön schwierig sein. Dafür laden die Arbeitsblätter auf spielend leichte Weise ein, einen wertschätzenden und respektvollen Umgang mit sich selbst zu lernen.

Arbeitsmaterial

AB 50 Regeln für den eigenen Raum

Menschen fühlen sich unwohl, wenn ihnen andere Menschen zu nahe kommen. Vor allem dann, wenn sie ihnen nicht vertraut sind. Mit diesem Arbeitsblatt können Kinder und Jugendliche ihren eigenen Raum erfahren, der nur ihnen gehört und mit seiner Hilfe einen angemessenen Abstand zu anderen einnehmen und einfordern lernen.

AB 51 Körpergrenzen zeigen

Wenn Menschen einem zu nahe kommen, dann haben wir ein unwohles Gefühl. Insbesondere für Kinder ist es wichtig, frühzeitig Grenzen aufzeigen zu lernen und zu dürfen. Das bildet eine wichtige Grundlage, auch als Jugendliche:r Grenzen einzufordern. Und dazu braucht man seinen Körper: einen sicheren Stand, eine klare Stimme und manchmal sogar auch eine Geste, um das zu unterstreichen. Mit diesem Arbeitsblatt kann das »Halt Stopp!« geübt werden. Denn in manchen Situationen muss man schnell handeln – dann ist es gut, wenn erforderliches Verhalten wie automatisch abläuft.

AB 52 Selbstmut

Kinder können verunsichert sein, wenn Menschen ihnen zu nahe kommen. Dafür ist es wichtig, einen inneren Monolog zu führen, der einem den Mut verleiht, in entsprechenden Situationen geeignete Grenzen zu setzen und sich darüber bewusst zu sein, dass man diese Grenzen einfordern darf. Dieser Monolog wird zusammen geübt und im Körper verankert! Auch Jugendliche, die dabei noch Unterstützung brauchen, können diese Monologe für sich nutzen.

AB 53 Respekt einfordern

Dieses Arbeitsblatt bietet Kindern und Jugendlichen die Möglichkeit, sich über Regeln im Umgang mit anderen klarzuwerden und diese auch für sich, insbesondere für den Umgang mit dem eigenen Körper, einzufordern. »Wie sollen andere Menschen mit mir und meinem Körper umgehen?« ist eine Frage, deren Antwort Betroffene hier selbst- und körperbewusst für sich ableiten können.

AB 54 Was tut dem Körper gut?

Mit diesem Arbeitsblatt können Kinder und Jugendliche herausfinden und ausprobieren, was ihnen und ihrem Körper guttut. Sie werden hier zu eigenen Expert:innen im Umgang mit guter Körperpflege und bekommen so das Gefühl, Verantwortung für sich und ihr Wohlbefinden übernehmen zu können.

AB 55 Ein gutes Team

Auf diesem Arbeitsblatt können Kinder und Jugendliche sich ihr inneres Team zusammenstellen und beantworten sich selbst Fragen, wie: »Wer steht immer hinter mir und wer liebt mich, so wie ich bin?«. Denn Kommentare über das eigene Aussehen können ganz schön verletzend sein. Wer sich in diesen Situationen in einem sozialen Netz beschützt weiß, der kann leichter mit Kommentaren in solchen sozialen Netzwerken umgehen. Sich diesem inneren Team bewusst zu sein, hilft sich seiner selbst bewusst zu sein.

AB 56 Hilfe in jeder Lage

Wenn Kinder wegen ihres Aussehens geärgert werden, haben sie nicht immer die Möglichkeit, sich Hilfe zu holen. Mit diesem Arbeitsblatt wird eine helfende und Unterstützung gebende Person mit den Kindern entwickelt, die ihnen in diesen Situationen zur Seite stehen kann. Hierbei wird die hilfreiche Person genau auf das Problem abgestimmt – welche fantastischen Fähigkeiten hat diese, um bei dem Problem zu helfen? Diese Übung kann auch für Jugendliche hilfreich sein und dazu befähigen, sich auch tatsächlich an Hilfe leistende Personen im Umfeld zu wenden.

AB 57 Im Gleichgewicht

Wenn man abgewertet wird oder sich selbst abwertet, dann braucht es viele gute Gedanken, um die (Selbst-)Abwertung wieder auszugleichen und wieder gut zu machen. Mit diesem Arbeitsblatt lernen Kinder und Jugendliche spielerisch, wie viele Äpfel sie an guten Gedanken auf die Waage legen müssen, um die faulen Äpfel an Selbstabwertung wieder auszugleichen.

AB 58 Comments kommen in die Tonne

Wenn Menschen sich über das Aussehen anderer im virtuellen Raum im Internet lustig machen, dann ist es gar nicht so leicht, die negativen Gefühle loszuwerden. Denn diese sind gar nicht virtuell, sondern ganz real. Mit diesem Arbeitsblatt werden die Kommentare und Posts haptisch gemacht, also »zum Anfassen«, denn dann kann man sie dahin entsorgen, wo sie hingehören: in die Tonne!

AB 50 • K J

Regeln für den eigenen Raum

Manchmal fühlt man sich unwohl, wenn Menschen einem zu nahe kommen. Das passiert meistens bei Fremden, die einem zu nahe kommen. Aber auch bei vertrauten Personen kann sich die Nähe manchmal nicht gut anfühlen. Manchmal weiß man nicht, was man tun soll, um der Situation zu entkommen. Oder man hat sogar Angst, dass man mit seinen Gefühlen falsch liegt.

Lass uns erst einmal schauen, was ein guter Abstand zu anderen Menschen überhaupt bedeutet. Hier stellt der Körper uns automatisch eine Hilfe zur Seite. Ich stelle dir die »Faustregel« für Nähe und Abstand zwischen zwei Menschen vor.

(1) Balle deine Fäuste.
(2) Stell dich gerade hin.
(3) Nun strecke deine Arme nach links und rechts aus, sodass dein Kinn und deine Arme fast eine Linie bilden. Man sagt dazu auch »Schulterhöhe«. Du kannst dir auch einen 90-Grad-Winkel zwischen deinen Armen und deinem Brustkorb vorstellen.
(4) Nun beobachte deine Fäuste und öffne sie. Strecke einmal deine Finger aus, als wären sie wie Blumen, die auf einmal blühen.
(5) Jetzt drehe dich einmal ganz langsam um deine eigene Achse. Ganz langsam, als würdest du auf einem Aussichtsturm stehen.
(6) Wenn du deiner Therapeutin oder deinem Therapeuten erlaubst, legt er oder sie mit einem Faden oder einem Seil diesen Kreis um dich herum.

Hast du Lust, diesen Kreis um dich herum in einer Miniaturausgabe auszugestalten? Du kannst dafür den Kreis auf dem Arbeitsblatt verwenden.

- Aus welchen Farben besteht er?
- Welche Muster gibt es?
- Gibt es Tiere darin? Oder Wolken, Sonne, Bäume und Blumen der Natur?
- Gibt es sogar eine Wache, die dich und deine Grenzen beschützt?

Körpergrenzen zeigen

Wenn Menschen einem zu nahe kommen, dann fühlt man sich unwohl. Das ist eine natürliche Reaktion des Körpers. Entweder weicht man zurück oder man bleibt wie angewurzelt stehen. Lass uns schauen, was du in solchen Situationen tun kannst!

Dazu brauchst du deinen Körper! Du brauchst …
- ▶ einen sicheren Stand. Wie stehen deine Füße?
- ▶ eine klare und laute Stimme. Ist deine Stimme geölt?
- ▶ einen kurzen Satz oder ein Wort: HALT STOPP!
- ▶ Blickkontakt. Wohin solltest du gucken, um dem anderen zu zeigen, dass du es ernst meinst?
- ▶ eine Geste. Rechte oder linke Hand nach vorne strecken, wie ein Türsteher oder eine Türsteherin.

Denn dein Körper gehört dir ganz allein. Und nur du darfst bestimmen, wer dir nahe kommen darf. Lass uns zusammen üben, dem anderen die Grenzen zu zeigen, die er nicht sieht oder die er willkürlich überschreitet.

Du kannst lernen »Halt Stopp« zu sagen:
(1) Dein Therapeut oder deine Therapeutin macht es dir vor.
(2) Jetzt macht ihr es zusammen, dein Therapeut oder deine Therapeutin sagt es laut und du flüsterst.
(3) Jetzt bist du laut und dein Therapeut oder deine Therapeutin flüstert.
(4) Jetzt sagst du es ganz alleine laut.
(5) Wenn du magst, dann übe doch einmal mit deinem Therapeuten oder deiner Therapeutin, wenn er oder sie dir zu nahe kommt.

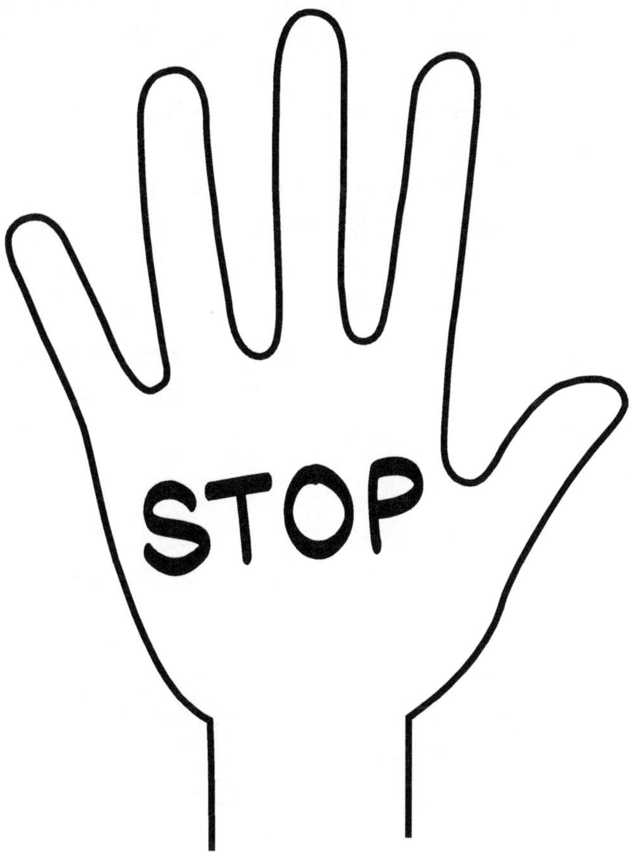

AB 52 • K J

Selbstmut

Wenn Menschen einem zu nahe kommen, dann fühlt man sich unwohl. Manchmal denkt man, man dürfe sich dann nicht wehren. Aber das ist vollkommen falsch!
Heute lernst du dafür, wie man sich in solchen Situationen selbst Mut zusprechen kann! Lass uns zusammen üben, dem anderen die Grenzen zu zeigen, die er nicht sieht oder die er willkürlich überschreitet.

Dazu brauchst du deinen Körper! Du brauchst ...

- ▶ einen sicheren Stand. Wie stehen deine Füße?
- ▶ eine klare und überzeugte Stimme. Ist deine Stimme geölt?
- ▶ einen Mut machenden Gedanken:

Wichtig

Mein Körper gehört mir ganz allein. Nur ich darf bestimmen, wer mir nahe kommen darf.

Du kannst das mit deiner Therapeutin oder deinem Therapeuten üben. Am besten so:

(1) Zuerst stellst du dich neben deine Therapeutin oder deinen Therapeuten.
(2) Dein Therapeut oder deine Therapeutin legt, wenn du das willst, seine Hand zwischen deine Schulterblätter. Von der Körperstelle wachsen einem nämlich Flügel!
(3) Dein Therapeut oder deine Therapeutin sagt dabei: »Dein Körper gehört dir ganz allein. Nur du darfst bestimmen, wer dir nahe kommen darf.« Wie fühlt sich das an?
(4) Jetzt stellst du dich wieder neben deine Therapeutin oder deinen Therapeuten.
(5) Dein Therapeut oder deine Therapeutin legt, wenn du das willst, die Hand zwischen deine Schulterblätter.
(6) Ihr beide sagt dabei: »Mein Körper gehört mir ganz allein. Nur ich darf bestimmen, wer mir nahe kommen darf.« Wie fühlt sich das an?
(7) Und nun stellst du dich ein letztes Mal neben deine Therapeutin oder deinen Therapeuten.
(8) Dein Therapeut oder deine Therapeutin legt, wenn du das willst, die Hand zwischen deine Schulterblätter. Du sagst dabei: »Mein Körper gehört mir ganz allein. Nur ich darf bestimmen, wer mir nahe kommen darf.« Wie fühlt sich das an?

Klar, Menschen wachsen keine Flügel. Aber manchmal braucht man sie trotzdem. Lass uns dafür die Flügel auf dem Arbeitsblatt nutzen, die dich an diese Erfahrung erinnern.

- ▶ Wie sehen die Flügel aus, die dich an diesen Mut erinnern?
- ▶ Welche Farben haben sie?
- ▶ Welche Muster?
- ▶ Brauchst du Worte, die die Flügel stützen?
- ▶ Lass deiner Fantasie freien Lauf. Wie sind die Flügel gestaltet, die dir Mut und Schutz verleihen?

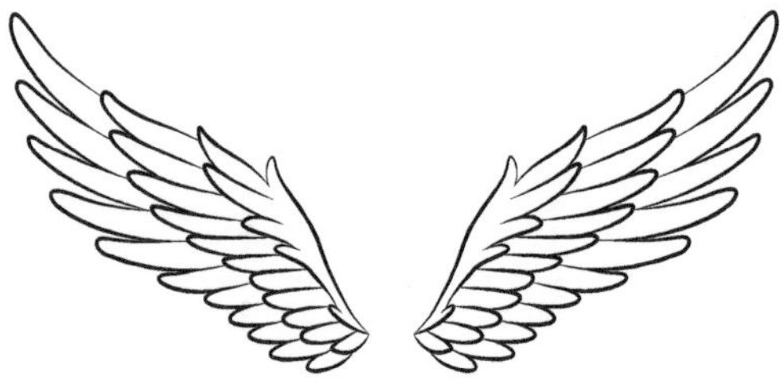

Respekt einfordern

Wenn Menschen zusammen leben, dann gibt es Regeln, wie man miteinander umgeht. Wir gehen freundlich und respektvoll miteinander um. Wie Freunde! Stell dir einmal deinen besten Freund oder deine beste Freundin vor. Wie behandelst du ihn oder sie? Und welche Regeln gibt es hier?

....

....

....

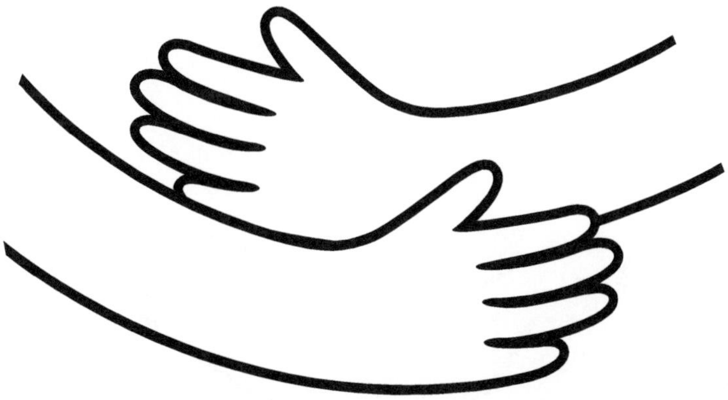

Beispiel

- Ich gehe freundlich mit anderen um.
- Ich tue anderen nicht weh.
- Ich lache andere nicht aus.
- Ich halte immer zu der anderen Person.

Welche von diesen Regeln sollen auch für dich gelten? Wie sollen die anderen mit dir und deinem Körper umgehen? Wie willst du behandelt werden?

- ....
- ....
- ....
- ....
- ....

Respekt einfordern

Beispiel

- Ich möchte, dass andere freundlich mit mir umgehen.
- Ich möchte, dass andere mir nicht weh tun.
- Ich möchte, dass andere mich nicht auslachen.
- Ich möchte, dass andere zu mir halten.

Male die Arme aus und schneide sie aus. Was hältst du davon, sie wie eine Erinnerung in deine Tasche zu stecken? So hast du die Regeln immer griffbereit!

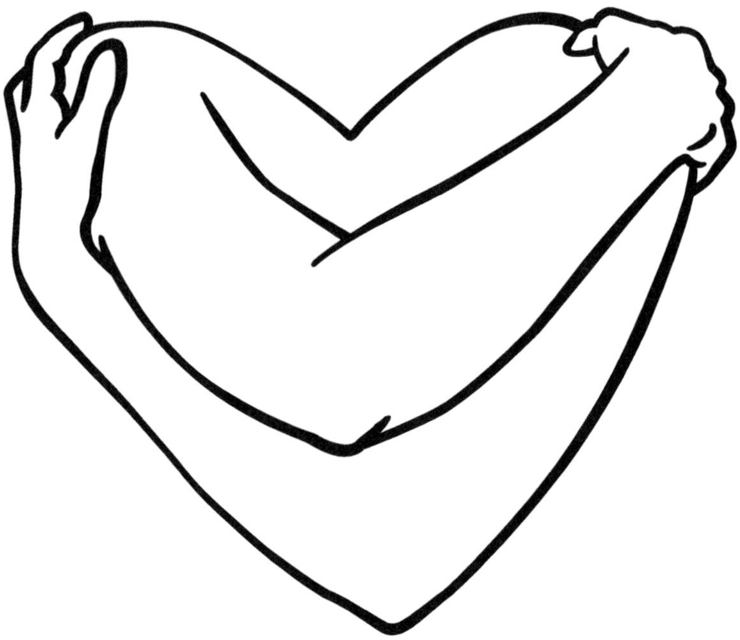

AB 54 • K J

Was tut dem Körper gut?

Stell dir vor, du wärst ein Tierpfleger oder eine Tierpflegerin im Zoo. Du weißt also ganz genau, was deine Tiere brauchen.

- Wann müssen sie schlafen?
- Was müssen sie essen, um gesund zu sein?
- Welche Schmuseeinheiten brauchen sie?
- Wann muss ihr Fell gepflegt werden?

Stell dir weiterhin vor, du wärst ein Tierpfleger oder eine Tierpflegerin im Zoo. Dein Körper wäre ein außergewöhnliches Tier, das es nur ein Mal auf dieser Welt gibt. Und du wärst der Experte oder die Expertin für ihn! Was würdest du mir alles über die Pflege deines Körpers erzählen?

- Was braucht dein Körper für einen guten Schlaf?
- Welche Nahrungsmittel braucht er, um gesund zu leben?
- Wie sieht es mit Duschen, Zähneputzen und frischen Anziehsachen aus?
- Wie viel Bewegung ist gut?
- Benötigt er Freundschaften?
- Was braucht er im Zusammenleben mit der Familie?
- Welche Hobbys machen ihm Spaß?
- Was will der Körper einmal werden, wenn er ausgewachsen ist?

Du kannst alles Wichtige hier auf diese Tafel schreiben, wie im Zoo – dann weiß jeder Bescheid, was dein Körper braucht, um gut zu leben.

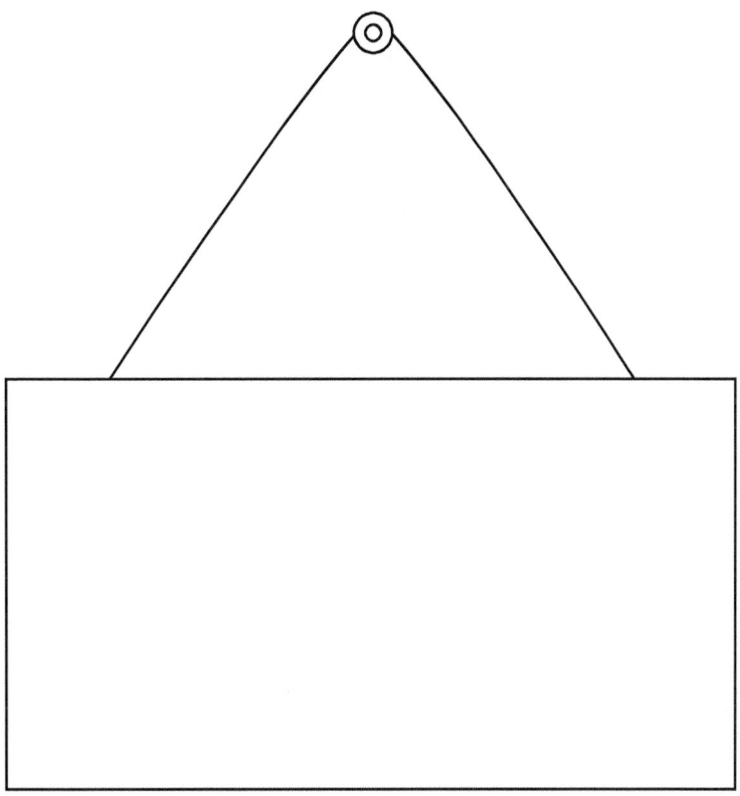

AB 55 • K J

Ein gutes Team

Manchmal wird man wegen seines Aussehens geärgert. Wir fühlen uns ausgeschlossen und richtig blöd in unserer Haut. Dann ist es wichtig, sich an sein Team zu erinnern. »Welches Team?«, fragst du dich. Das kannst du mir viel besser beantworten!

Dein Team besteht aus Menschen, die …

- ▶ immer zu dir halten, egal, ob andere dich auslachen oder sich lustig über dich machen.
- ▶ immer zu dir stehen.
- ▶ die dich lieben und dich in den Arm nehmen.
- ▶ bei denen du Trost findest.
- ▶ bei denen du dich so richtig wohlfühlst.

Wer gehört alles in dein Team?

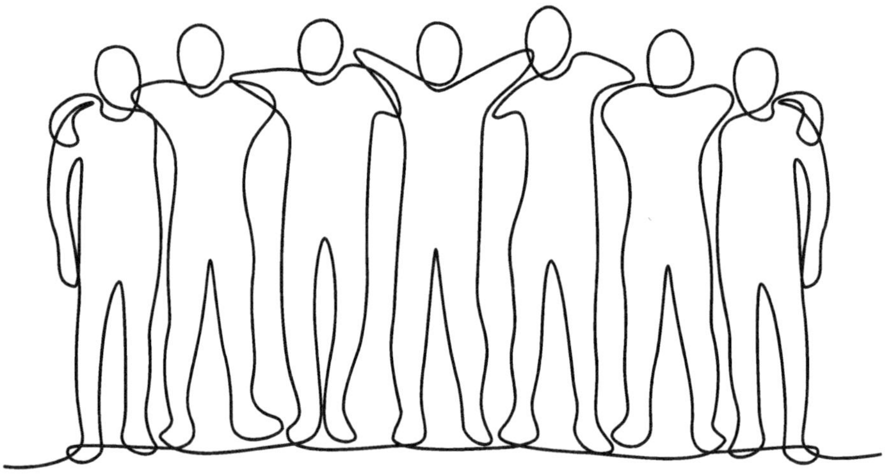

Wenn du das nächste Mal geärgert wirst oder Kinder sich über dein Aussehen lustig machen, dann stelle dir dein Team vor. Welche Gefühle hast du, wenn du auf das Bild schaust?

………

………

………

………

………

AB 56 • K J

Hilfe in jeder Lage

Manchmal machen sich Kinder oder Erwachsene über das Aussehen anderer lustig. Sie ärgern einen und das fühlt sich richtig blöd an. Hast du das auch schon einmal erlebt?

- Was glaubst du, wer könnte dir in solchen Situationen zur Seite stehen?
- Hast du Lust, dir ein Fantasietier oder ein Fantasiewesen auszudenken, das dir zur Seite steht, wenn du blöde Kommentare, Sprüche oder Posts bekommst?

Hier kannst du deine Helfer und Helferinnen hinein malen:

Folgende Fragen können dir dabei helfen:

- Wie groß ist dein Helfer oder deine Helferin?
- Welche Farbe hat dein Helfer oder deine Helferin?
- Wo wohnt dein Helfer oder deine Helferin?
- Welche übermenschlichen Fähigkeiten hat dein Helfer oder deine Helferin?
- Womit kann dein Helfer oder deine Helferin dich trösten?
- Kann dein Helfer oder deine Helferin fliegen, tauchen, hellsehen, schnell laufen, skaten, mehrere Sprachen sprechen, eine Sprache sprechen, die nur du verstehst, sich unsichtbar machen …?
- Ist dein Helfer oder deine Helferin schlau? Und wenn ja, was kann er oder sie alles? Was davon könnte dir helfen?
- Kann dein Helfer oder deine Helferin zaubern? Und wenn ja, wie und was?

Im Gleichgewicht

Manchmal sind es gar nicht die anderen, die uns für unser Aussehen abwerten. Manchmal werten wir uns auch selbst ab. Die Gefühle sind die gleichen: wir schämen uns und werden traurig. Stell dir mal eine Waage vor. Wenn du einen Apfel auf die eine Seite legst, dann musst du auf die andere Seite auch einen Apfel legen, damit die Waage im Gleichgewicht bleibt. Bei Abwertungen geht das anders: Für jeden Apfel der Sorte »Selbstabwertung« benötigst du immer drei Äpfel der Sorte »Selbstaufwertung«, um im Gleichgewicht zu bleiben und die Abwertung auszugleichen.

»Selbstabwertung« **»Selbstaufwertung«**

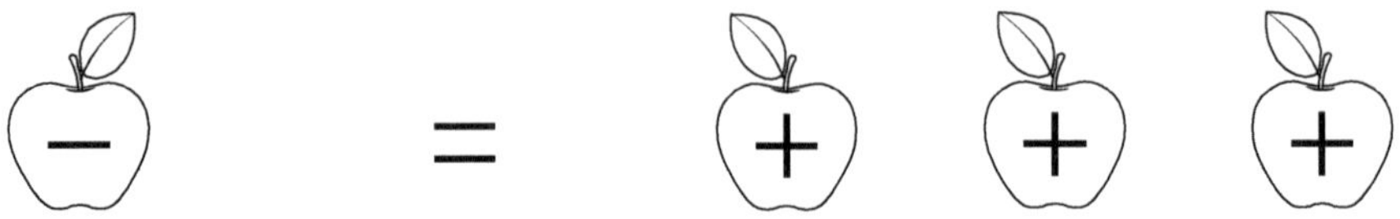

Schreibe nun in die erste Spalte, welche Kritik dir allzu vertraut ist. In der rechten Spalte geht es darum, diese Kritik auszugleichen. Was kannst du dir Gutes sagen, damit du wieder ins Gleichgewicht kommst?

Apfelsorte »Selbstabwertung«
Welche Abwertungen kennst du nur allzu gut, mit denen du dich selbst klein machst?

▶ ....

▶ ....

▶ ....

Apfelsorte »Selbstaufwertung«
Welche drei guten und bestärkenden Sätze kannst du als Gegengewicht finden?

▶ ....

▶ ....

▶ ....

▶ ....

▶ ....

▶ ....

▶ ....

▶ ....

▶ ....

Hier ein paar Beispiele, die du in die rechte Spalte schreiben könntest:

- Ich bin wunderbar so wie ich bin.
- Ich bin genau richtig so.
- Ich bin gut so wie ich bin.
- Ich mag mich.
- Andere Leute mögen mich.
- Ich kann viele Dinge gut.
- Ich lache gerne.
- Ich kann Dinge, die andere Kinder nicht können.
- Mich gibt es nur einmal auf dieser Welt.

AB 58 • J

Comments kommen in die Tonne

Manche Posts können ganz schön verletzend sein. Vor allem, wenn sie das Aussehen betreffen. Posts und Kommentare haben zwei Dinge gemeinsam:

- Erstens sind die meisten Menschen feige, die im Internet Dinge über jemanden schreiben. Denn im normalen Leben würden sie sich niemals trauen, diese Dinge laut zu sagen.
- Zweitens sind sie meistens Kommentare … genau – für die Tonne!

Welche Kommentare oder Posts hast du schon über dein Aussehen bekommen? Schreibe sie auf Post-its und klebe sie einmal auf die Körperstellen, über die man sich lustig gemacht hat.

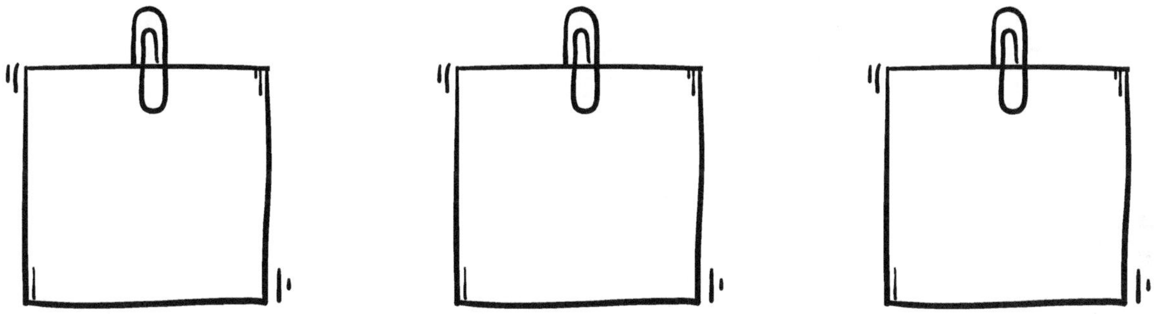

(1) Jetzt stell dich vor den Spiegel und schaue dir die Kommentare, die an dir kleben, nochmal genau an. Nehme jedes einzelne Post-its und frage dich:
  - Wer hat das gesagt?
  - Hat derjenige / diejenige das Recht, dir so etwas zu sagen?
  - Entsprechen die Kommentare überhaupt der Wahrheit? Oder sind sie einfach nur blöd und feige?
  - Wie hast du dich damals gefühlt? Und möchtest du dieses Gefühl überhaupt behalten? Oder können die Gefühle dorthin, wo sie hingehören – in die Tonne?

(2) Wenn du denkst, dass verletzende Kommentare in die Tonne gehören, dann nimm jetzt die Zettel nach und nach von dir ab.
  - Jeden einzelnen schaust du dir nochmal an.
  - Das hat dich einmal verletzt, aber es soll dich jetzt nicht mehr verletzen!
  - Dann zerknüllst du jeden einzelnen und dann … wirfst du die Kommentare in den Mülleimer wie einen Basketball in einen Korb!
  - Für den Fall, dass dir das bei manchen Kommentaren noch nicht gelingt – das ist nicht schlimm! Nehme sie trotzdem von dir ab und schau mit deiner Therapeutin oder deinem Therapeuten darauf. Vielleicht können sie dir Vorbild sein und dir zeigen, was sie selbst mit dem dummen Spruch machen würden.

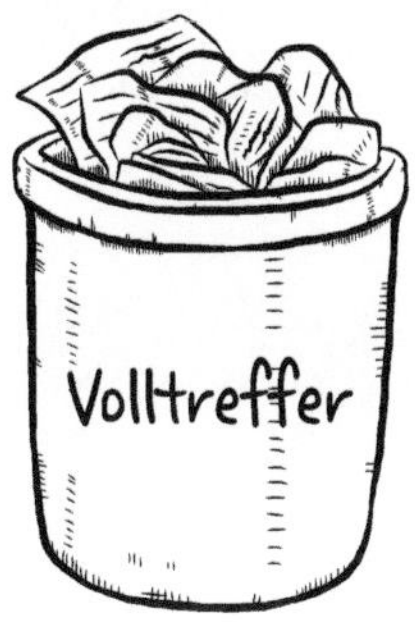

6 Embodiment – ein Zusammenspiel von Körper und Seele

Der Körper ist immer präsent und beeinflusst was und vor allem wie wir denken. Dies bedeutet auch, dass die individuelle körperliche Konfiguration auf psychische Prozesse, vor allem auf das Erleben, einwirkt. Das sogenannte »Embodiment« (engl.: Verkörperung, Verleiblichung) stellt zunehmend ein wichtiges Konzept in vielen Bereichen der kognitiven Wissenschaften dar. Hierbei erfordert die Perspektive des Embodiments, psychische und kognitive Variablen mit Bezug auf den Körper zu betrachten, weil davon ausgegangen wird, dass psychische Prozesse immer in den Körper eingebettet sind (Storch et al., 2006). Demnach ist der Körper für emotionale, kognitive und motivationale Prozesse zentral, weil er für das Ausführen von Verhaltensweisen notwendig ist. Ein berühmtes Experiment für diese faszinierende Kommunikation zwischen Körper und Seele stammt hierbei von Strack, Martin und Stepper (1988). Sie konnten zeigen, wie das »facial feedback« als eine bestimmte Art des Embodiments einen Einfluss auf emotionale Prozesse haben kann. Es zeigte sich, dass Menschen Comics lustiger bewerten, wenn sie einen Stift zwischen den Zähnen halten, der die Gesichtsmuskeln in eine Position ähnlich zu der des Lachens bringt, im Vergleich zu Positionen, die das Lächeln hemmen. Aber auch umgekehrt zeigt sich, dass psychische Störungen vermehrt mit spezifischen Körperhaltungen einhergehen: Menschen mit Anorexia Nervosa tendieren dazu, eine gebückte Körperhaltung einzunehmen (Probst et al., 2013). Gleichzeitig tendieren sie dazu, sich kraftlos zu fühlen und das Gefühl zu erleben, von niedrigem sozialem Rang zu sein (Mullen et al., 2020). Es ist aufgrund der zahlreichen empirischen Befunde im Bereich des Embodiments davon auszugehen, dass Prozesse zwischen Seele und Körper bidirektional wirken – und man sich diese Zusammenarbeit in der Therapie zu Nutze machen kann.

Ähnlich wie im Teamsport können Körper und Seele nur als gut funktionierendes Team ihre beste Performance auf dem Spielfeld zeigen. Das Problem für körperbildassoziierte Probleme entsteht dann, wenn wir bestimmte Körperbereiche oder unser Aussehen nicht mögen oder sogar ablehnen. Dann funktioniert das Teamwork zwischen Körper und Psyche nicht mehr gut. In diesem Kapitel befinden sich daher Arbeitsblätter, die diesen Zusammenhang auf positive Weise für Kinder und Jugendliche erfahrbar machen. Sie finden dabei eigene Antworten auf Fragen wie: »Wie kann ich bestimmte unangenehme Körpergefühle und Gedanken mithilfe meines Körpers abschwächen?« oder auch »Wie kann ich angenehme Körpergefühle verstärken oder herstellen?«. Und das geht am besten über Experimente, in denen Kinder und Jugendlichen ihren Körper als verlässlichen Partner erfahren und die Kommunikation mit ihm trainieren: Welche Signale empfange ich vom Körper (bottom-up) und welche Signale kann der Kopf dem Körper senden (top-down)? So können Kinder schwierige Situationen im Alltag kinderleicht meistern, wenn sie sich nicht als allein, sondern mit dem Körper als Team begreifen können. Jugendliche bekommen über den guten Kontakt zum Körper das Gefühl gesunder Kontrolle über die körperlichen Veränderungen in der Pubertät, die auch als Kontrollverlust erlebt werden können. Sie werden darin bestärkt, dass Bewertung des Körpers nicht nur von dem äußeren Erscheinen abhängig ist, sondern auch von der Funktion von Körper und Psyche, die sie auch in dieser Lebensphase trainieren können.

Arbeitsmaterial

AB 59 Ankerpunkte

Gute Gefühle herstellen mit Ankerpunkten im Körper – das klingt ja fast wie Zauberei! Mit diesem Arbeitsblatt lernen Kinder und Jugendliche, welche Eigenschaften sie in Bezug auf ein starkes Körperbild benötigen und wie sie diese Gefühle erzeugen können. Dabei kann der Körper helfen: Indem man Gefühle in ihm verortet und dann abrufen kann, wenn man sie braucht.

AB 60 Selbstumarmung

In diesem Arbeitsblatt können Kinder und Jugendliche lernen, wie sie sich selbst umarmen und wozu das hilfreich sein kann. Denn, wenn wir uns selbst umarmen, werden ähnliche Gefühle aktiviert, wie wenn wir von anderen umarmt werden. So kann man schnell ein gutes Gefühl erzeugen – vor allem dann, wenn wir gerade alleine sind! Das ermöglicht zum einen Selbstwirksamkeit und zeigt dem Körper zum anderen, dass wir ihm mit Wertschätzung begegnen.

AB 61 Haltung zu sich selbst

Mit diesem Arbeitsblatt können Kinder und Jugendliche lernen, welche äußere Haltung (des Körpers) die innere Haltung (zu sich selbst) beeinflussen kann. Das geschieht durch Körperhaltungen, die nicht nur dem eigenen Gehirn, sondern auch anderen signalisieren, dass sie es hier mit einem starken Menschen zu tun haben. So können Zusammenhänge von Gefühlen und Körperhaltungen am eigenen Leib erfahrbar werden.

AB 62 Haltung bewahren

Mit diesem Arbeitsblatt können Kinder lernen, wie sie mithilfe von Körperhaltungen anderen Grenzen setzen. Dazu zählt nicht nur physischer Abstand, sondern auch der Schutz des eigenen Selbstwerts: Body Shaming – nicht mit mir!

AB 63 Einzigartig

Dass wir einzigartig sind, können wir nicht nur über das sichtbare Äußere feststellen, sondern auch wenn wir einen Abdruck von unseren Fingern nehmen. Hier können wir ganz individuelle Muster erkennen. Das Arbeitsblatt lädt dazu ein, den Kindern das Phänomen des Fingerabdrucks zu zeigen, um sie selbst für ihren Körper begeistern zu können. Für Jugendliche zwar ein bekanntes Phänomen, das mit diesem Arbeitsblatt aber neue Tiefe ermöglichen kann.

AB 64 Lustige Körpersprache

Wenn man blöde Körpergefühle hat, hilft manchmal nur Humor. Das Arbeitsblatt lädt Kinder, aber auch Jugendliche dazu ein, sich Gedanken über lustige Gefühlsbeschreibungen zu machen. Was bedeutet es eigentlich, Schmetterlinge im Bauch zu haben? Wie fühlt sich das an? Und wie sähe das eigentlich aus? Eine lustige Vorstellung!

AB 65 Ziele in der Hand

Ziele müssen spezifisch, messbar, attraktiv, realistisch und terminiert sein (Locke & Latham, 2002) . Das gilt auch bei Zielen zur Körperzufriedenheit. Damit das gelingt, können wir unseren Körper mit in die Planung einbeziehen: Und zwar, indem wir das Problem im wahrsten Sinne »in die Hand nehmen«. Hierbei werden Kinder und Jugendliche aktiv eingebunden, damit nicht die Ziele der Therapeut:innen oder Eltern, sondern ihre eigenen Ziele im Hinblick auf Körperzufriedenheit erreicht und erreichbar werden können.

AB 66 Sicheren Fußes zur Zufriedenheit
Die Unzufriedenheit mit dem eigenen Aussehen geht mit Unsicherheit einher. Betroffene machen sich Gedanken, was andere über sie denken. Diese Gedanken können kurzfristig beruhigen. Langfristig tragen sie dazu bei, dass Betroffene noch unsicherer werden. Auf diesem Arbeitsblatt wird der Fußumriss gezeichnet und gemeinsam überlegt: Was gibt mir eigentlich wirklich Sicherheit? Was trägt zu einem sicheren Stand bei? So kann Sicherheitsverhalten langfristig entgegengewirkt werden.

AB 67 Körperschaukel
Das Gefühl des Geschaukelt-Werdens ist tief in uns verwurzelt. Auch als älteres Kind oder sogar als Erwachsener können wir von dieser Erfahrung profitieren und unser Nervensystem beruhigen. Denn Kommentare und Bemerkungen über das Aussehen können einen ganz schön in Stress versetzen. Mit diesem Arbeitsblatt wird Selbstberuhigung für solche Situationen trainiert.

AB 68 Gesichtsakrobatik
Man kann im wahrsten Sinne des Wortes »verschiedene Gesichter aufsetzen«. Wenn wir traurig sind, erkennen wir das z. B. an den herunterhängenden Mundwinkeln. Wenn wir uns freuen, dann gehen unsere Mundwinkel nach oben. Insbesondere kleine Kinder ahmen den Gesichtsausdruck anderer nach: Lächeln andere, lächeln sie meistens zurück. Diese Art der Nachahmung wird auf diesem Arbeitsblatt spielerisch bewusst erfahrbar und nutzbar gemacht.

AB 69 Lustige Grimassen
Sorgen und Angst vor aussehensbezogener Abwertung können einem ins Gesicht geschrieben sein. Wir erstarren und können unbeweglich werden. Mit diesem Arbeitsblatt wird das Gesicht wieder beweglich gemacht. Spielerisch kommen Kinder und Jugendliche über das Grimassenschneiden raus aus der Erstarrung und schlagen damit blöde Körpergefühle in die Flucht. Denn Grimassen können zwar auch beängstigend sein, sie können aber auch richtig lustig sein. Vor allem dann, wenn man sie mit einer Therapeutin oder einem Therapeuten zusammen macht.

AB 70 Körpergefühle-Skulpturen
Manchmal sagen unsere Körperhaltungen viel über unsere innere Haltung zu uns selbst oder über unsere Gefühle aus. Spielerisch wird mit diesem Arbeitsblatt eine Körperhaltung mit Kindern und Jugendlichen moduliert, in der sie sich körperwohl und körperzufrieden fühlen – eine Figur, an der sie sich orientieren und sie nachahmen können, wenn sie in alte Muster zurückfallen.

AB 71 Sorgen abschütteln
Sorgen um das eigene Aussehen können ganz schön viel Stress bereiten. Aber im wahrsten Sinne des Wortes kann man lernen, den Stress einfach »abzuschütteln«. Die Übung lädt genau zu dieser Körpererfahrung ein und vermittelt kinderleicht, wie man die Sorgen um das eigene Aussehen loswerden kann – und das mithilfe des Körpers!

AB 72 Größe zeigen
Manchmal fühlen wir uns klein. Nicht selten ist eine veränderte Körperhaltung bei psychischen Störungen zu beobachten. Mithilfe dieses Arbeitsblattes können Kinder und Jugendliche ihren Körper wieder groß werden lassen und damit die Erfahrung machen, was dieser eingenommene Raum gleichzeitig mit der Seele macht. Kann sie sich entfalten und über sich hinaus wachsen, damit gute Gefühle ebenfalls wieder ihren Raum bekommen?

Ankerpunkte

Der Körper hat ganz wunderbare Fähigkeiten. Man kann gute Gefühle an bestimmten Stellen verorten – wie einen Anker! Und wenn man sie braucht, dann kann man sie an genau diesen Stellen suchen und auf sie zurückgreifen. Wie das geht? Ganz einfach!

(1) Überlege dir einmal, welche Fähigkeiten dir helfen könnten, dass du dich wohler in deinem Körper fühlst. Wie wäre es z. B. mit:

- Mut
- Dem Gefühl, lieb gehabt zu werden
- Kraft und Stärke
- Glücksgefühlen und Freude

(2) Jetzt schreibst du das Wort über die Öse deines Ankers.

....

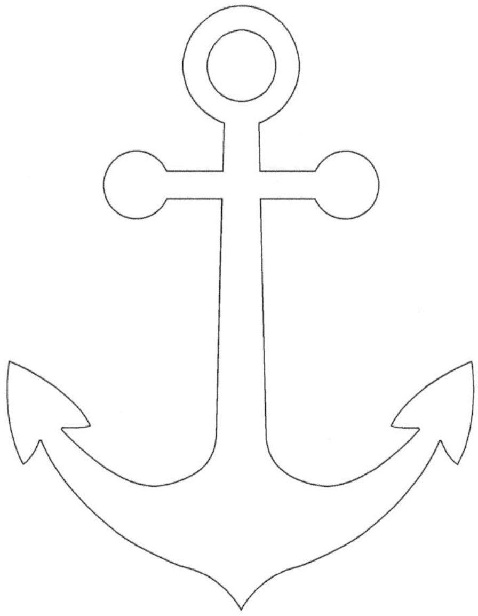

(3) Nun suchst du eine Stelle an deinem Körper, an dem du diese guten Gefühle verorten kannst. Wo wirfst du diesen Anker der guten Gefühle aus? Zum Beispiel auf:

- Deinen Daumen?
- Der Handmulde?
- Dein Ohrläppchen?

Ankerpunkte

(4) Und jetzt wendest du den Anker an: Denke an eine Situation, in der du dich schon einmal ganz mutig, geliebt, stark oder glücklich gefühlt hast. Während du daran denkst, hältst du diese Körperstelle ganz sanft gedrückt.

An welche Situationen erinnerst du dich, in denen du diese Gefühle schon einmal erlebt hast?

- Welche Bilder kommen dir in den Kopf?
- Welchen Geruch verbindest du damit?
- Was kannst du hören?
- Gibt es einen Geschmack dazu?
- Kannst du es noch im Körper fühlen?

(5) Schreibe zum Schluss dein Körpergefühl in den Anker.

(6) Dann schreibe deine Erfahrungen rund um den Anker herum auf!

(7) Und am besten schreibst du noch die Körperstelle unter den Anker, an der du den Gefühle-Anker ausgeworfen hast.

Du kannst das zu Hause üben: Berühre dafür immer wieder die Körperstelle, während du an die Situation denkst. Dann wird dein Körper Zauberkräfte entwickeln: Wenn du die Gefühle brauchst, dann kannst du sie genau an der Körperstelle abrufen, wo du den Anker dazu ausgeworfen hast.

Selbstumarmung

Wenn Menschen sich umarmen, dann können sie sich dadurch beruhigen. Der eine Körper vermittelt dem anderen Körper dabei: »Ich bin ganz sicher bei dir. Du kannst dich sicher bei mir fühlen.« Manchmal sind wir alleine. Dann können wir zwar nicht von einem anderen in den Arm genommen werden, aber wir können uns selbst umarmen. Das löst ähnlich gute Gefühle aus, wie die Umarmung eines anderen.

Und das geht so: Stelle dir vor, wie ein Boot auf dem Wasser zu werden.

(1) Strecke einmal beide Arme nach vorn.

(2) Jetzt legst du deine linke Hand auf deinen rechten Oberarm.

(3) Dann legst du deine rechte Hand auf deinen linken Oberarm.

(4) Wie fühlt sich das an, wenn du dich ein wenig hin und her bewegst, fast schaukelst, wie ein Boot auf ruhiger See?

(5) Schreibe deine Gefühle unter das Boot, als seien sie Wellen, die es tragen.

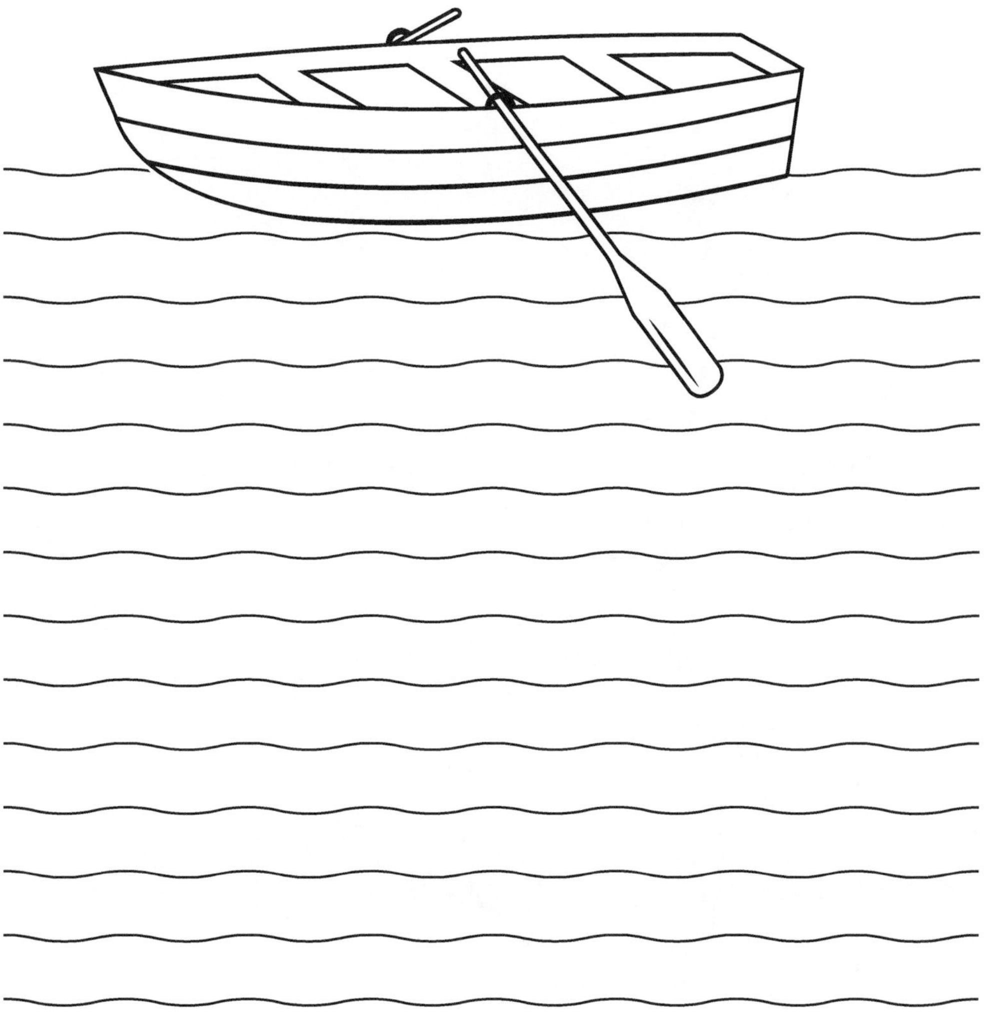

Selbstumarmung

Du kannst dir auch vorstellen, zu einem Schmetterling auf einer Blume zu werden.

(1) Strecke einmal beide Arme nach vorn und halte sie dort, ganz ruhig.

(2) Jetzt legst du deine linke Hand auf deinen rechten Oberkörper, etwas oberhalb von deiner Brust, sodass deine Fingerspitzen dein rechtes Schlüsselbein berühren.

(3) Dann legst du deine rechte Hand auf deinen linken Oberkörper, etwas oberhalb von deiner Brust, sodass deine Fingerspitzen dein linkes Schlüsselbein berühren.

(4) Wie fühlt sich das an, wenn du vorsichtig dein Schlüsselbein abklopfst im Takt eines beruhigenden Herzschlags?

(5) Schreibe deine Gefühle in die Flügel des Schmetterlings.

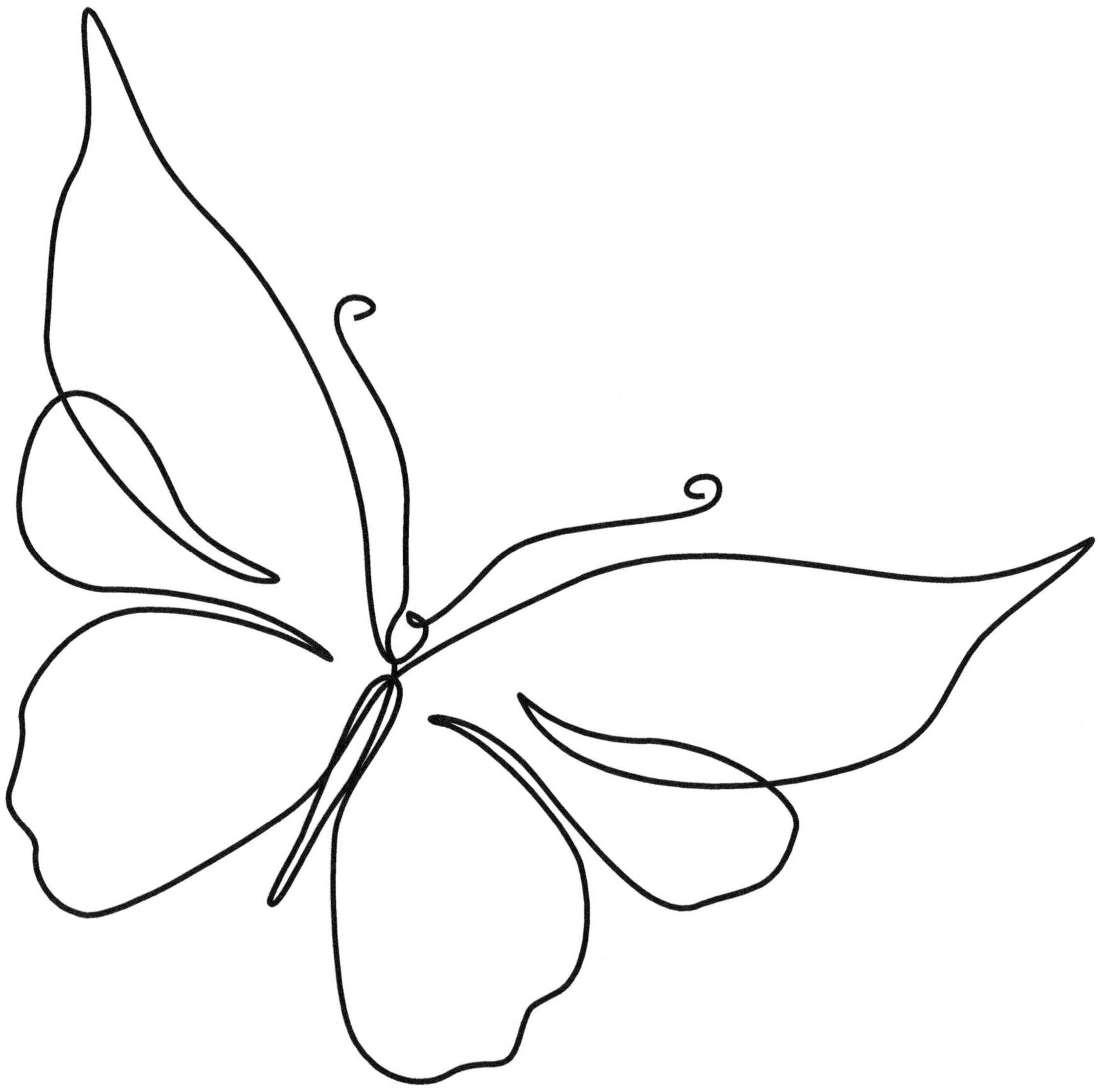

AB 61 • K J

Haltung zu sich selbst

Körper und Kopf sind nicht nur über den Hals miteinander verbunden. Sie können sich untereinander verständigen. Wie das geht, kannst du jetzt am eigenen Leib erfahren. Nimm einmal folgende Körperhaltungen ein und beschreibe einmal, was du dabei fühlst.
(1) Die Schultern hängen lassen.
(2) Den Kopf nach vorne beugen.
(3) Sich schlurfend durch den Raum bewegen.

Wie fühlst du dich?

(1) Den Kopf aufrichten, als würdest du mit deinem Kopf die Decke berühren.
(2) Die Schultern nach hinten ziehen.
(3) Die Brust anschwellen lassen.
(4) Sicher einen Schritt nach dem nächsten gehen.

Wie fühlst du dich?

Fantastisch!
Der Körper kann eine starke Haltung einnehmen und der Kopf bekommt das Gefühl: Ich bin stark. Umgekehrt geht es genauso: Auch wenn wir uns schwach fühlen, kann der Kopf dem Körper Bescheid geben: Hey, stell dich aufrecht hin! Zusammen sind wir ein starkes Team!

In welcher Situation könntest du so eine starke Haltung in der nächsten Woche ausprobieren?
☐ Vor dem Spiegel?
☐ In der Klasse?
☐ Beim Sport?
☐ Bei einem Familienfest?
☐ In einer anderen Situation, in der du bewertet wirst?

Haltung bewahren

In Gruppen passiert es manchmal, dass Kinder sich über andere Kinder lustig machen. Dagegen können wir uns nicht immer schützen, aber wir können etwas dafür tun, dass andere nicht so leicht unsere Grenzen verletzen und sich über unser Aussehen lustig machen. Und dafür brauchen wir deinen Körper: Er kann uns dabei sehr gut helfen!

Dafür bringen wir deinen Körper zunächst in die richtige Position.
(1) Zuerst richtest du den Kopf auf, als würdest du damit die Decke berühren wollen.
(2) Die Schultern ziehst du nach hinten, als wollten sich deine Schulterblätter berühren.
(3) Die Brust streckst du nach vorne, als wenn du stolz ein Abzeichen präsentieren würdest.
(4) Deine Füße stehen beide fest auf dem Boden. Beweg nur deine Zehen.
(5) Deine Arme kannst du in deine Hüften stützen, links und rechts von deinem Körper.

Und nun machst du ein Foto von dir und schaust dir das Bild mal auf dem Smartphone an.
- ▶ Was glaubst du, würde ein anderer Menschen denken, der dich so kennenlernt?
- ▶ Was sagt dein Körper, ohne dass du viele Worte verwenden musst?
- ▶ Würdest du dich über jemanden lustig machen, der dir so begegnet?

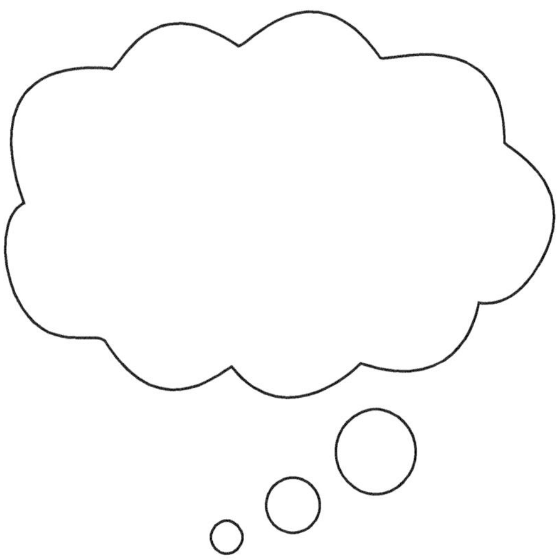

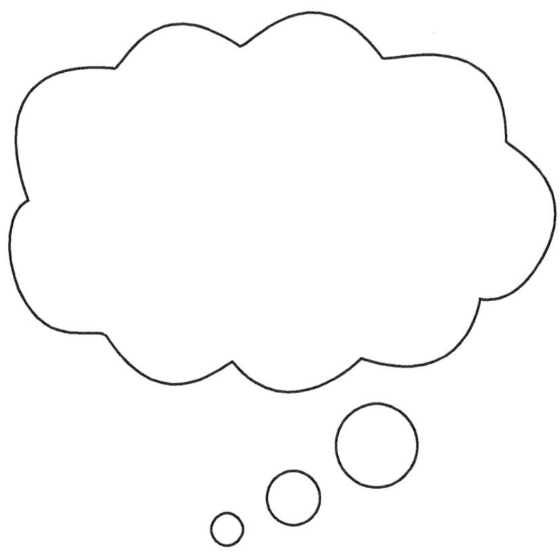

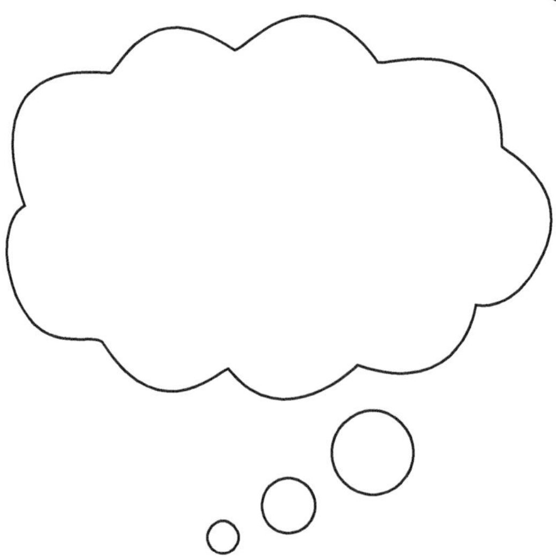

AB 63 • K

Einzigartig

Jeder Mensch ist einzigartig. Das bedeutet, jeden Menschen gibt es nur einmal. Wir können das erkennen, wenn wir uns zum Beispiel mal auf dem Schulhof umblicken: Keiner sieht aus wie der andere! Keine ist wie die andere.

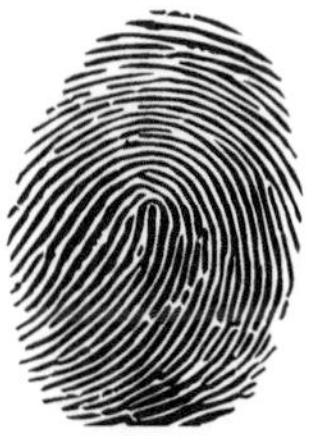

Neben deinem Aussehen gibt es noch eine andere Möglichkeit zu zeigen, was dich einzigartig macht! Dafür nimmst du einen Malkasten und tauchst deine Finger in verschiedene Farben ein. Dein Therapeut oder deine Therapeutin macht das auch. Dann macht ihr Abdrücke von jedem eurer Finger auf dieses Blatt.

1	2	3	4	5	6	7	8	9	10

Meine Fingerabdrücke

1	2	3	4	5	6	7	8	9	10

Fingerabdrücke von Herrn / Frau ....

Kannst du es erkennen? Jeder Finger hat seinen eigenen Abdruck. Keiner gleicht dem anderen. Keiner ist so wie du! Du bist etwas ganz Besonderes! Dich gibt es nur einmal auf der Welt!

Lustige Körpersprache

Manchmal stecken wir fest in einem blöden Körpergefühl. Dann hilft uns Humor und Witzigkeit, um von den blöden Gefühlen wegzukommen. In der Sprache gibt es lustige Bilder, wie der Körper bestimmte Gefühle ausdrücken kann. Lass uns mal zusammen über Formulierungen lachen und über den Körper staunen, was er alles kann.

Man kann Hummeln im Hintern haben.

▶ In welcher Situation hast du das schon einmal erlebt?
▶ Was hast du dabei im Körper gespürt?
▶ Wie sieht das aus?

....

....

....

Man kann Schmetterlinge im Bauch haben.

▶ In welcher Situation hast du das schon einmal erlebt?
▶ Was hast du dabei im Körper gespürt?
▶ Wie sieht das aus?

....

....

....

Man kann Gedankensalat haben.

▶ In welcher Situation hast du das schon einmal erlebt?
▶ Was hast du dabei im Körper gespürt?
▶ Wie sieht das aus?

....

....

....

Lustige Körpersprache

Man kann schlafen wie ein Stein.

- In welcher Situation hast du das schon einmal erlebt?
- Was hast du dabei im Körper gespürt?
- Wie sieht das aus?

....

....

....

Man kann Zittern wie Espenlaub.

- In welcher Situation hast du das schon einmal erlebt?
- Was hast du dabei im Körper gespürt?
- Wie sieht das aus?

....

....

....

Man kann von einem Ohr bis zum anderen lachen.

- In welcher Situation hast du das schon einmal erlebt?
- Was hast du dabei im Körper gespürt?
- Wie sieht das aus?

....

....

....

Man kann vor Freude in die Luft springen.

- In welcher Situation hast du das schon einmal erlebt?
- Was hast du dabei im Körper gespürt?
- Wie sieht das aus?

....

....

....

AB 65 • K J

Ziele in der Hand

Wenn wir etwas in die Hand nehmen, dann meinen wir damit, dass wir etwas in die Wege leiten, etwas anpacken oder loslegen. Die eigene Meinung zum eigenen Aussehen zu verändern ist eine große Aufgabe. Das können wir nur gemeinsam in die Hand nehmen! Wir malen einen Umriss deiner Hand auf ein leeres Blatt oder nehmen einfach die Hand auf dem Arbeitsblatt. Schreibe deine Antworten gerne zu den jeweiligen Fingern.

Der Daumen steht für das Ziel:
- Was ist das Ziel? Möchtest du mehr auf eine gesunde Ernährung achten?
- Möchtest du dich selbst weniger abwerten?
- Möchtest du dich auch mit Körperstellen beschäftigen und anfreunden, die du nicht besonders gerne magst?

Der Zeigefinger steht für die Veränderung:
- Woran merkst du, dass es dir mit deinem Körper und deinem Körpergefühl besser geht?

Der Mittelfinger steht für den Nutzen:
- Was hast du davon, wenn du dich selbst magst?
- Was gelingt dir dann besser?
- Wie geht es dir dann?

Der Ringfinger steht für die Erreichbarkeit:
- Sind die Ziele erreichbar?
- Kannst du das schaffen oder verlangst du da etwas viel von dir und deinem Körper?
- Was brauchst du, um das Ziel zu erreichen?
- Wer kann dir dabei helfen? Und wie?

Der kleine Finger steht für den Zeitpunkt:
- Bis wann, glaubst du, kannst du dieses Ziel erreichen?
- Wann treffen wir uns und überprüfen, ob wir alles geschafft haben oder wir noch Zeit brauchen?

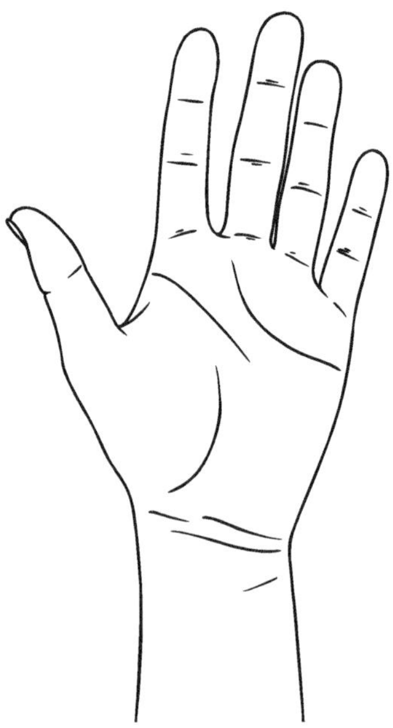

AB 66 • K J

Sicheren Fußes zur Zufriedenheit

Wenn wir mit beiden Beinen fest im Leben stehen, dann meinen wir damit, dass wir uns auf dem Boden der Tatsachen befinden. Wenn wir uns unwohl mit dem Körper fühlen, dann stehen wir nicht auf dem Boden der Tatsachen. Wir sind meistens unsicher und fragen uns:

- Was denken andere über mein Aussehen?
- Habe ich mich mit meinem Aussehen blamiert?
- Wie kann ich mein Aussehen am besten kaschieren, damit ich nicht so auffalle?

Lass uns einmal einen Abdruck von deinem Fuß machen – das geht am besten mit Wasserfarben. Oder wir zeichnen deinen Umriss deines Fußes mit einem Stift. Du kannst auch den Fuß auf diesem Blatt verwenden.

Was gibt dir einen sicheren Stand? Was macht dich sicher?

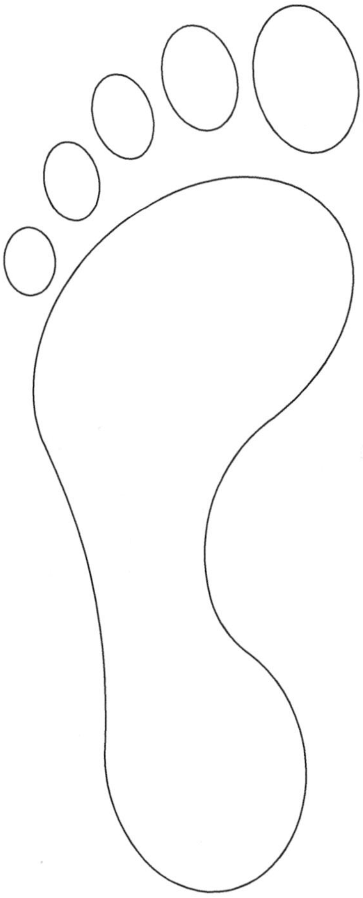

- Ich fühle mich sicher, wenn ……………………………………………
  …………………………………………………………………… bei mir ist.
- Ich fühle mich sicher, wenn ich ……………………………………………
  …………………………………………………………………………… tue.
  Das kann ich nämlich besonders gut.
- Ich habe mich in dieser Situation besonders sicher gefühlt:
  ……………………………………………………………………………………
  ……………………………………………………………………………………
- Ich habe mich besonders sicher gefühlt, als man mir das gesagt hat: ……………………………………………………………………………
  …………………………………………………………………………………… .
- Das kann ich mir selbst sagen, wenn ich mich unsicher fühle:
  ……………………………………………………………………………………
  …………………………………………………………………………………… .

Körperschaukel

Wenn wir blöde Sprüche zu unserem Aussehen bekommen, passiert es uns schnell, dass wir uns einfach mit abwerten. Dabei braucht der Körper ganz sicher nicht noch mehr Abwertung. Er braucht stattdessen – genau: Beruhigung!

Kleine Kinder werden oft geschaukelt, weil sie sich so beruhigen können. Das Gehirn hat diese Erfahrungen des Geschaukelt-Werdens als angenehme Erfahrung abgespeichert. Und die können wir jetzt wieder einsetzen, um uns selbst zu beruhigen. Setz dich einmal auf die Stuhlkante, damit du die Gefühle der Beruhigung selbst herstellen kannst.

▶ Kreuze einmal die Arme vor deiner Brust – wie die Flügel einer Möwe.

▶ Bewege dich nun ganz sanft nach vorne und zurück – wie die Wellen des Meeres.

▶ Du kannst dabei die Augen schließen, der Atem wird ruhig – wie ein sanfter Meereswind.

▶ Du atmest tief ein – bis zum Meeresgrund.

▶ Du atmest tief aus – wie eine Welle, die den Strand berührt.

▶ Wir nehmen die nächste Welle der Beruhigung und werden ruhig.

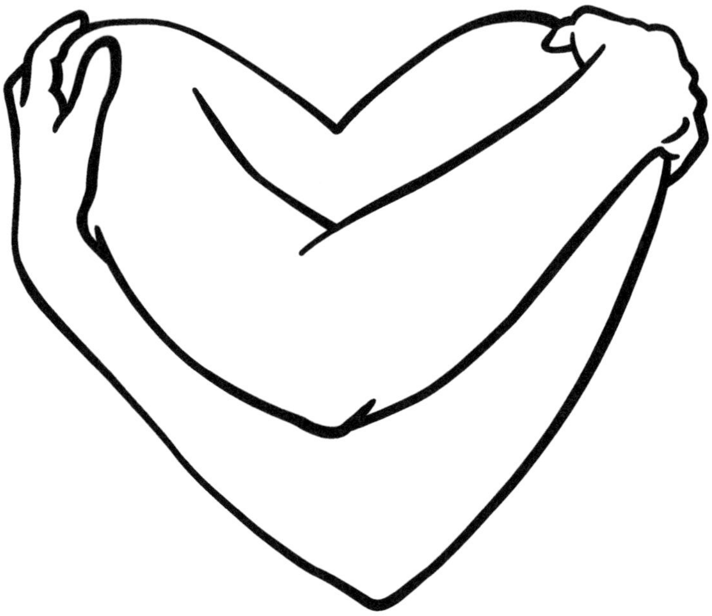

Körperschaukel

Wie fühlt sich das an? Was spürst du in deinem Körper? Trage es gerne in die Gedankenblase ein oder male es hinein.

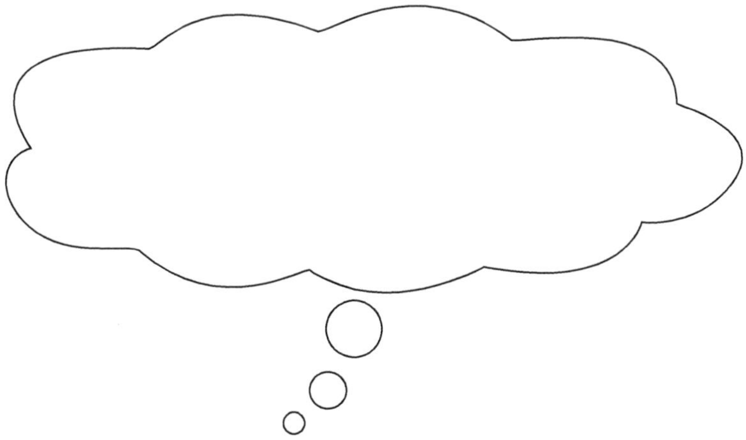

Schaukelnde Bewegungen tun dem Menschen gut. Sie können beruhigend wirken. Ganz ähnlich ist es mit den Wellen des Meeres. Vielleicht können sie auch dich beruhigen? Wenn du magst, male die Wellen aus!

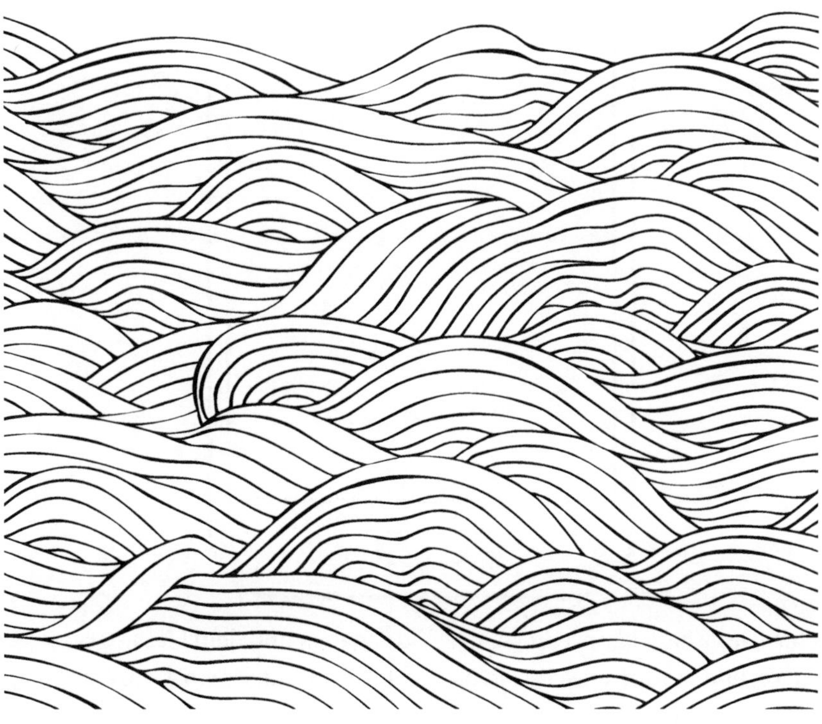

AB 68 • K J

Gesichtsakrobatik

Weißt du was Akrobaten und Akrobatinnen machen? Sie treten in einem Zirkus auf und bringen unglaubliche Leistungen zustande. Denn sie machen mit ihrem Körper Dinge, die unglaublich sind.

Sag mal, du bist vielleicht kein Akrobat oder keine Akrobatin, aber kann es sein, dass du Gesichtsakrobatik sehr wohl drauf hast? Das musst du deiner / deinem Therapeuten / Therapeutin einmal unbedingt zeigen. Stellt euch dafür mal vor einen Spiegel und zeig deiner / deinem Therapeuten / Therapeutin einmal 10 verschiedene Gesichtsausdrücke. Er / sie wird diese Gesichtsausdrücke dann nachmachen!

Wie guckt man bei:

- Freude?
- Überraschung?
- Trauer?
- Wut?
- Angst?
- Verliebtsein?
- Müdigkeit?
- Langeweile?
- Aufmerksamkeit?
- Wenn man gepupst hat, ohne dass es einer merkt?

Mal einmal das Gesicht in das Smartphone, das du am allerliebsten hast. Oder mach ein Selfie und klebe es auf das Arbeitsblatt.

Wenn du schlechte Laune hast, kannst du auf das Bild schauen und dein Lieblingsgesicht nachmachen – mit einem guten Vorbild fällt uns das meistens leichter. Und du scheinst die Gesichtsakrobatik super drauf zu haben, das hast du ja hiermit bewiesen!

Lustige Grimassen

Manchmal wird behauptet, dass Menschen nicht mehr als fünf verschiedene Grimassen ziehen können. Sag mal, kannst du das glauben? Stell dich doch einmal vor einen Spiegel und zeige deiner Therapeutin oder deinem Therapeuten, dass du mehr drauf hast. Was ist dein ulkigstes Gesicht? Du kannst es in das Smartphone malen oder ihr macht ein Selfie davon.

Wenn es dir einmal richtig blöd gehen sollte, dann kannst du dich daran erinnern, wie viel Spaß du mit deiner Therapeutin oder deinem Therapeuten bei dieser Übung hattest! Mit solchen Grimassen schlagen wir blöde Körpergefühle in die Flucht!

Körpergefühle-Skulpturen

Wenn Tonfiguren getöpfert werden, dann braucht man weichen, feuchten Ton. Ist man mit seiner Figur zufrieden, kommt sie in den Ofen. Hier wird sie ausgehärtet und bleibt dann ein Leben lang in ihrer Form. Heute werden manchmal noch uralte Tonfiguren von Forschern und Forscherinnen gefunden. Total spannend! Stell dir vor, dein Körper wäre aus weichem Ton und wir könnten daraus eine Figur töpfern. Welche Körperhaltung würdest du am liebsten formen?

- Eine Figur, die stolz ist?
- Eine Figur, die friedlich ist?
- Eine Figur, die selbstbewusst ist?

Lass uns deinen Körper mal »in Form« bringen! Wenn du denkst, dass du die richtige Haltung gefunden hast, dann machst du ein Selfie davon und klebst es genau hier hin.

Stell dir vor, du hast nochmal blöde Körpergefühle und du gräbst dieses Foto aus wie ein Forscher oder eine Forscherin eine Tonfigur – könnte es dir helfen, dich an diese Übung zu erinnern? Wäre das nicht total spannend, wenn man sich so an die guten Körperhaltungen erinnern und sie wieder nachtöpfern kann – und das mit dem eigenen Körper?

AB 71 • K J

Sorgen abschütteln

Manchmal können Sorgen um das eigene Aussehen, Beleidigungen, Fotos und ihre Bearbeitung ganz schön viel Stress machen. Den Stress einfach »abschütteln« – geht das? Na klar! Lass es uns probieren, und zwar wie ein Baum!

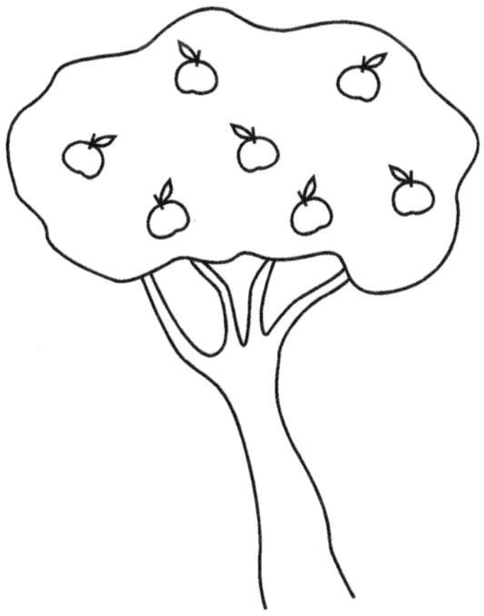

(1) Stell dir vor, du wärst ein riesengroßer Apfelbaum. All deine Sorgen hängen wie dicke, schwere Äpfel an deinen Ästen bzw. deinen Armen. Schreib deine Sorgen in die Äpfel:

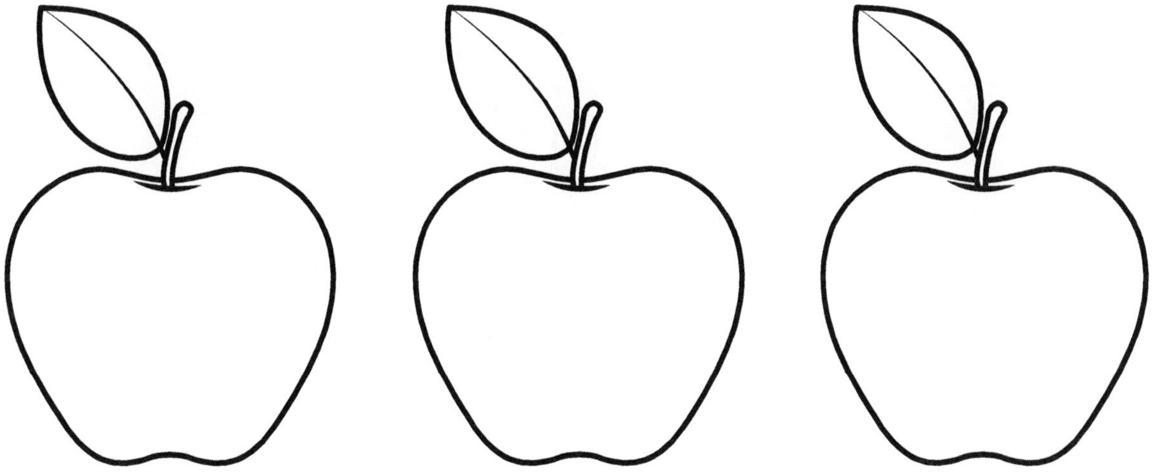

(2) Wir können diese schweren Sorgen um deinen Körper und dein Aussehen nun abschütteln wie überreife Äpfel an einem Apfelbaum. Stell dich dafür einmal in die Mitte des Raums.

(3) Beginne nun, dich vorsichtig zu schütteln, als würde ein Obstbauer an dir rütteln und schütteln, sodass die Äpfel vom Baum fallen. Aber vorsichtig! Nicht zu stürmisch!
- Schüttel dich von oben bis unten.
- Schüttel deine Hände.
- Schüttel dann deine Beine.
- Stell dir dabei vor, wie Äpfel aus deiner Baumkrone fallen.
- Stell dir vor, wie du deine ganzen Sorgen und deinen ganzen Stress abschüttelst!

(4) Wenn du jetzt an deine Sorgen denkst, sind die immer noch so schwer? Oder werden sie durch das Schütteln allmählich etwas leichter?

Größe zeigen

Kinder, die sich unwohl in ihrem Körper oder in einer Situation fühlen, die wollen am liebsten im Erdboden versinken. Die Schultern zeigen nach vorn, der Kopf ist gesenkt, der Rücken gekrümmt. In diesen Momenten ist es besonders wichtig, dass wir den Köper wieder bewusst aufrichten.

(1) Stell dir vor, eine Giraffe steht neben dir.
(2) Du würdest am liebsten ihr Gesicht sehen, aber der Kopf ist weit oben – fast in den Wolken!
(3) Richte dich auf. Wie würdest du stehen, um ihr Gesicht zu sehen?
(4) Du würdest sie auch am liebsten an der Nase streicheln.
(5) Strecke deine Hände nach oben und stell dich auf die Zehenspitzen. Kannst du dich so groß wie eine Giraffe strecken?
(6) Wie fühlt sich das an, wenn du dich groß machst? Du kannst deine Gedanken und deine Gefühle dazu um die Giraffe schreiben. Kann es sein, dass du jetzt wirklich ein bisschen größer als vor der Übung bist?

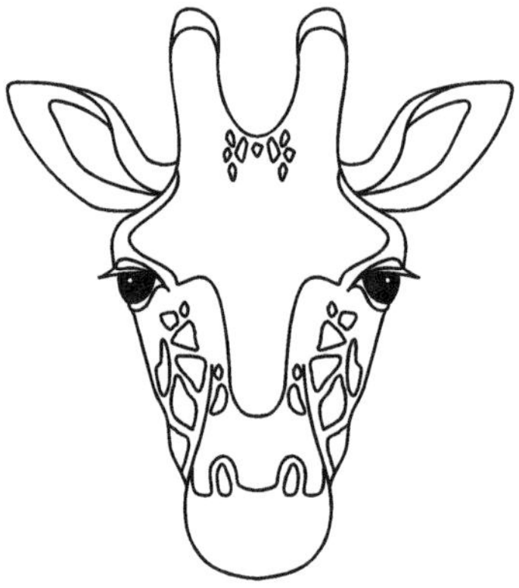

(7) Größe gibt einem Mut und Sicherheit. Aber gibt es auch noch andere Dinge, die die »wahre Größe« eines Menschen ausmachen?
(8) Welche Geschichten kennst du, in denen Menschen »wahre Größe«, »wahre Stärke« oder »wahren Mut« gezeigt haben?

....

....

....

....

7 Neue Körpererfahrungen sammeln

Berührungen sind bereits unmittelbar nach der Geburt wichtig für Menschen. Haut-zu-Haut-Kontakt zwischen Eltern und Säuglingen verhindert Wärmeverlust und kann zu einer höheren Körper- und Hauttemperatur führen (Bergström et al., 2007), die evolutionär betrachtet wesentlich für das Überleben ist. Die Haut-zu-Haut-Pflege führt bei Kindern und Müttern zu Verbundenheit, Natürlichkeit und zu Gefühlen von Wohlbefinden (Daleby et al., 2011). Ebenso reduziert es auch Schmerzreaktionen bei Neugeborenen (Gray et al., 2000).

Oxytocin, besser bekannt als das »Bindungshormon«, spielt eine komplexe Rolle im zentralen Nervensystem beim Aufbau von Mutter-Kind und anderen Formen von Bindungen (Carter, 1998). Es spielt eine wichtige Rolle in der Entwicklung von Vertrauen, der Paarbindung und bildet eine Grundlage für menschliches Sozialverhalten. Der Oxytocinspiegel reagiert auf eine Vielzahl von Stressreizen (Neumann et al., 2000; Onaka, 2004). Bei gesunden Menschen wirkt sich die Verabreichung von Oxytocin auf die Stressreaktivität aus, indem es die subjektive Bewertung von Stress verändert (Heinrichs et al., 2003) und der Cortisolspiegel im Speichel sinkt (Ditzen et al., 2009).

Wenn wenig gute Körperkontakterfahrungen gemacht werden, sind diese körpereigenen Ressourcen zunächst limitiert. Dank der Plastizität des Gehirns können wir jedoch jederzeit neue und korrigierende Erfahrungen machen und so von den Ressourcen, die dem Körper inne liegen, langfristig profitieren. Die Arbeitsblätter dieses Kapitels laden dazu ein, das Körpergedächtnis um ganz basale angenehme Erfahrungen mit dem Körper zu erweitern, die für die Entwicklung wichtig sind. So können Kinder und Jugendliche spüren, dass ihr Körper auch gute Gefühle erzeugen kann. Diese guten Erfahrungen wirken in sich verstärkend und werden die jungen Menschen auch über die Therapie hinaus dazu ermutigen, sich selbst immer wieder mit sich in Kontakt zu erleben. Denn Strategien, Körpererleben zu vermeiden, Körpersignale nicht wahrzunehmen und damit einhergehendes emotionales Erleben zu unterdrücken, sind dann nicht mehr notwendig. Ganz im Gegenteil kann das »Sich-selbst-bewusst-Werden« neugierig auf mehr machen. Zwar bildet sich das Selbstbewusstsein vermutlich im frühen Säuglingsalter aus, jedoch zeigt die Neuropsychologie, dass neue und korrigierende Erfahrungen im ganzen Leben gemacht werden können. In wertschätzenden Interaktionsübungen mit anderen Menschen können Kinder und Jugendliche zudem lernen, sich im Kontakt mit anderen beruhigen zu lernen. Diese Erfahrungen tragen zur funktionalen Selbstregulation bei, die sich langfristig auch auf andere Lebensbereiche auswirken und den Betroffenen viele Möglichkeiten eröffnen kann, ein gutes Leben mit sich, dem eigenen Körper und im (körperlichen) Kontakt zu anderen zu führen.

Arbeitsmaterial

AB 73 Tierisch gute Körper

Um ein besseres Körperbewusstsein zu bekommen, hilft es manchmal, sich in andere Körper hineinzuversetzen. Das Arbeitsblatt lädt Kinder dazu ein, sich groß wie ein Elefant zu fühlen, sich grazil wie eine Giraffe zu bewegen und fröhlich zu hüpfen wie ein Frosch. Das schafft spielerisch Körperbewusstsein und ermöglicht einen Transfer, gute Körpergefühle in den Alltag mitzunehmen.

AB 74 Brief an sich selbst

Manchmal ist man nicht immer freundlich im Umgang mit dem eigenen Körper. Das passiert, wenn man sich selbst nicht besonders gerne hat. Das Arbeitsblatt ist in Form eines Briefes verfasst, den Kinder und Jugendliche ausfüllen können, um so geleitet zu entdecken, was der Körper einem alles ermöglicht und alles Tolles kann. Kinder und Jugendliche können so den Körper nochmal aus einem anderen Blickwinkel kennenlernen und erkennen, wofür man ihm trotz Makel und Unzufriedenheit auch dankbar sein kann.

AB 75 Körpertalente

Manchmal fühlt man sich richtig unwohl in seiner Haut. Dann denkt man, dass der Körper nur blöde Gefühle machen kann. Die Sicht ist dann sehr eingeschränkt und von Gefühlen verzerrt. Über die Gefühle hinaus ist es deshalb hilfreich zu überlegen, was uns unser Körper überhaupt alles ermöglicht. Schritt für Schritt werden Kinder und Jugendliche auf diesem Arbeitsblatt angeregt, sich über jedes Körperteil bewusst zu machen, wozu es gut ist und welche schönen Erfahrungen uns hiermit ermöglicht werden.

AB 76 Auf einen Tanz

Manchmal reichen gute Gedanken nicht aus, um gute Gefühle zu bekommen. Manchmal brauchen wir dazu aktive Unterstützung vom Körper. Und das geht am besten über das Sich-Bewegen und das Tanzen. So kommen wir raus aus stagnierenden blöden Körpergefühlen, indem wir über die Bewegung des Körpers auch unsere Gedanken und Gefühle wieder beweglicher machen. Eine schnelle Hilfe, die Kinder und Jugendliche auch im Alltag anwenden können.

AB 77 Maulwurfsblick

Wenn man sein Gegenüber nicht sehen kann, muss man sich auf andere Sinne verlassen. Mit diesem Arbeitsblatt können Kinder und Jugendliche die Erfahrung machen, wie sie wahrgenommen werden, wenn sie nicht visuell wahrgenommen werden können. Wie kann man sich noch ein Bild vom anderen machen, wenn man die Augen nicht nutzen kann? Sich auf andere Sinne zu verlassen, kann spannend sein, das eigene Körperbild noch einmal neu zu konstituieren. Hierzu kann bei Bedarf auch eine Handpuppe zur Unterstützung eingesetzt werden.

AB 78 Elefantensprache

Um ein besseres Körpergefühl zu bekommen und den eigenen Körper einmal anders als gewohnt wahrzunehmen, eignen sich neue Erfahrungen, die sich vom Gewohnten unterscheiden. Warum also nicht einmal einen Elefanten zur Hilfe nehmen, und ihn mit seinem Rüssel Botschaften auf den Rücken schreiben lassen? Welch ein Spaß! Und wie erholsam für den Rücken eines Kindes oder Jugendlichen, der manchmal viele Sorgen und Lasten wegen des Aussehens tragen muss.

AB 79 Sich die Hände reichen

Einander die Hände reichen hat einen symbolischen Charakter: Wir zeigen, dass unsere »Waffenhand« leer ist und wir uns vertragen wollen. Auf diesem Arbeitsblatt wird das Kind dazu ermutigt, Frieden mit den Körperbereichen zu schließen, mit denen es bisher im Unfrieden lebt. Sich zu vertragen, bedeutet »Waffenstillstand« und dieser ermöglicht Ruhe und Entspannung. Diese Grundlage kann vielleicht noch mehr schaffen – und Freundschaft mit dem Körper und dem eigenen Aussehen möglich machen.

AB 80 Trosthände

Sorgen um das eigene Aussehen können sehr belastend sein. Insbesondere dann, wenn Kinder und Jugendliche Mobbing oder Ausgrenzung dafür erfahren. Sich getröstet zu fühlen ist wichtig, damit Kinder und Jugendliche sich nicht selbst wie Täter:innen behandeln und beginnen, wütend auf sich zu werden und sich für das Aussehen zu verurteilen. Denn die richtige Antwort auf Verletzungen kann nur Trost sein. Dieses Arbeitsblatt soll die Erfahrung von Trost nach aussehensbezogenem Mobbing ermöglichen.

AB 81 Vertrauenssache

Kinder mit Körperkontaktstörungen haben Schwierigkeiten zu vertrauen. Vertrauen zu können ist nicht nur stressreduzierend – der Körper kann sich beruhigen. Langfristig ist es auch für die Bewältigung von Problemen hilfreich, weil man weiß, dass man sich Hilfe holen kann. Auch für Jugendliche ist das eine wichtige Ressource. Auf diesem Arbeitsblatt lädt das Kind den Therapeuten bzw. die Therapeutin ein, mit ihm eine Vertrauensübung zu machen. Ganz richtig: Das Kind lädt ein, denn es bleibt damit autonom. Das kann korrigierend sein, wenn andere seine Körpergrenzen überschritten haben. So können Vertrauensbrüche heilen.

AB 82 Willkommensgefühle

Kinder können sich erst ab einem gewissen Alter selbst im Spiegel erkennen. Dass man zwei Füße hat, zwei Hände, zehn Zehen und zehn Finger wird durch Körperkontakt mit den Eltern und gezieltem Benennen nach und nach bewusst. Das bedeutet, dass sich das Körperbewusstsein im Laufe des Lebens entwickelt. Auf diesem Arbeitsblatt findet sich eine fingerleichte Übung, die Kinder auch im Alltag integrieren können, um sich ihren Körper ganz bewusst zu machen. Und sie erinnert einen an das Gefühl, ganz willkommen zu sein – an ein »Hallo! Schön, dass du da bist!«. Auch für Jugendliche in der Pubertät: Herzlich willkommen und schön, dass du da bist. Auch wenn gerade alles blöd ist.

AB 83 Lebensfreude wie ein Clown

Ein Clown ist eine Figur, über die man sich lustig macht. Wenn sich andere über einen lustig machen, dann fühlt man sich meistens selbst sehr traurig. Man wird zu einem richtig traurigen Clown! Mit diesem Arbeitsblatt wird aus einer Not eine Tugend gemacht und in einer Übung verdeutlicht, wie gut wir den Körper dazu gebrauchen können! Damit wir uns wieder lebenslustig fühlen und uns nicht so traurig fühlen, wie man sich eben fühlen kann, wenn andere sich lustig über einen machen.

AB 84 Der richtige Riecher

Menschen haben die Tendenz, einmal aufgestellte Hypothesen und Annahmen immer wieder zu bestätigen. Wenn wir ein schlechtes Bild von unserem Körper haben, fallen uns die Argumente, die dafür sprechen, viel leichter ein. Da hilft nur eins: Augen zu und durch! Genau – »DURCHatmen«. In diesem Arbeitsblatt lernen Kinder und Jugendliche ihrem Instinkt zu vertrauen und können so die Spur zur Selbstakzeptanz wiederfinden. Für das Arbeitsblatt können Fotos hilfreich sein, daher wird bei Bedarf darum gebeten, eine Einverständniserklärung der Eltern einzuholen.

Tierisch gute Körper

Hast du dir schon einmal vorgestellt, du würdest dich in ein Tier verwandeln? Hast du Lust, mal deine Verwandlungskünste zu zeigen?

Beweg dich einmal im Raum ...

(1) ... wie ein **Elefant**
- Dein Rüssel schwingt nach links und rechts.
- Ab und zu hört man ein »Töröö« von dir.
- Deine Beine stampfen wegen deiner Körpergröße und Körpergewichts auf den Boden.
- Deine Schritte sind nicht beängstigend, aber sie flößen anderen Respekt ein.

Wie fühlst du dich?

....

....

(2) ... wie ein **Frosch**
- Deine Beine sind angewinkelt.
- Du sitzt an einem Tümpel und beobachtest die Insekten, die um deinen Kopf schwirren.
- Du fängst an zu quaken.
- Du fängst an zu hüpfen.

Wie fühlst du dich?

....

....

(3) ... wie eine **Giraffe**
- Dein Kopf ist stolz nach oben geneigt.
- Dein Atem geht lang durch deinen langen Hals.
- Ganz bewusst setzt du einen Fuß vor den nächsten, als würdest du schweben.
- Deine Brust ist nach vorne geschwellt, denn du bist sehr stolz auf dich.

Wie fühlst du dich?

....

....

Tierisch gute Körper

Was glaubst du, kannst du dir von den Tieren abgucken?
- Ruhe ausstrahlen wie ein Elefant.
- Fröhlich hüpfen wie ein Frosch.
- Stolz auf sich sein wie eine Giraffe.

Oder gibt es ein anderes Tier, in das du dich gerne einmal verwandeln würdest?

....

....

....

....

Warum? Was findest du so besonders an dem Tier?

....

....

....

....

Platz für dein Lieblingstier:

Brief an sich selbst

Manchmal mögen wir unseren Körper nicht. Es ist dann fast so, als müsste man neben jemandem in der Schule sitzen, den man gar nicht mag, weil man sich in der Pause gestritten hat. Aber hey: Aus Feinden können wieder Freunde werden. Wir können mit dem Körper Frieden schließen.

Lass uns doch einmal zusammen einen Brief an deinen Körper schreiben und überlegen, ob wir nochmal neu beginnen.

Lieber Körper,

ich habe oft Blödes über dich gedacht, zum Beispiel ....

....

....

In manchen Situationen fällt es mir schwer, mich in dir wohl zu fühlen. Das passiert meistens dann, wenn ....

....

....

Es gibt aber auch schöne Erfahrungen mit dir. Ich habe mich zum Beispiel riesig gefreut als ....

....

....

Die Freude habe ich genau an dieser Körperstelle gefühlt ....

....

Und das habe ich dabei gedacht: ....

....

....

Wenn ich heute daran denke, dann fühle ich ....

....

....

Brief an sich selbst

Manchmal bin ich auch unfair. Das passiert dann, wenn ich mich nur auf den Bereich konzentriere, den ich an dir gar nicht mag. Die Körperstelle ist ....

....

Aber ich möchte von nun an probieren, mich lieber auf das zu konzentrieren, was ich richtig an dir mag. Und das ist ....

....

....

Du kannst nämlich viele tolle Dinge. Am meisten mag ich an dir ....

....

....

Und dass wir Dinge zusammen machen können, zum Beispiel ....

....

....

Lass uns Freundschaft schließen! Zum Zeichen machen wir hier einen Fingerabdruck, um unsere Freundschaft zu besiegeln. Dafür tauchen wir jetzt unseren Zeigefinger unserer Lieblingshand in unsere Lieblingswasserfarbe.

Welche Farbe wählen wir dafür? ....

Liebe Grüße sendet dir ....

Platz für unser Freundschaftssiegel

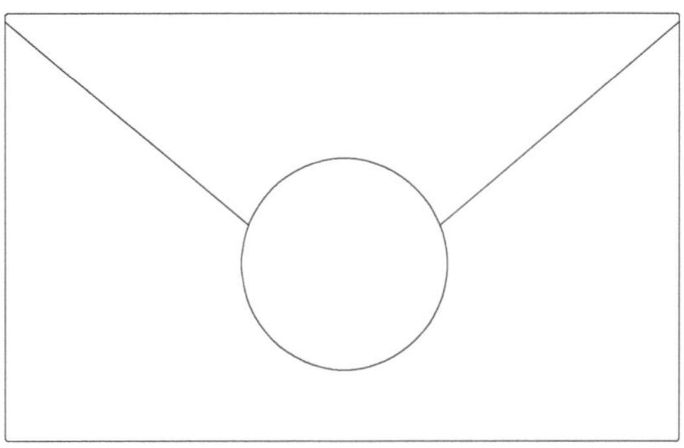

Körpertalente

Manchmal fühlt man sich unwohl im eigenen Körper. Er macht einem manchmal richtig blöde Gefühle. Lass uns einmal zusammen überlegen, was uns der Köper, neben den blöden Gefühlen, auch alles an guten Erfahrungen ermöglicht. Schreibe die guten Erfahrungen in die leeren Linien!

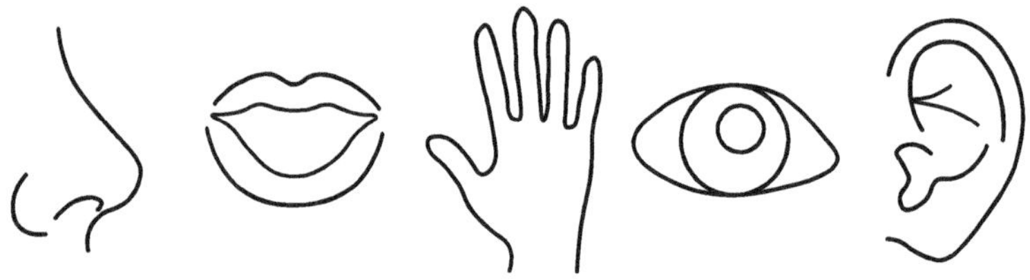

Mit meinen **Ohren** kann ich .... hören.

Das höre ich am allerliebsten: ....

Mit meinen **Augen** kann ich .... sehen.

Das gucke ich mir am allerliebsten an: ....

Mit meiner **Nase** kann ich .... riechen.

Den Geruch habe ich am allerliebsten: ....

Mit meinem **Mund** kann ich .... schmecken.

Den Geschmack mag ich am allerliebsten: ....

Mit meinen **Händen** kann ich viele Dinge tun, z. B. ....

Das mache ich am allerliebsten: ....

Mit meinen **Beinen** kann ich viele Dinge tun, z. B. ....

Sie tragen mich überall hin, z. B. zu ....

Das mache ich am allerliebsten: ....

....

Körpertalente

Mit meinem Körper kann ich viele Gefühle fühlen, z. B.:

- ▶ ....
- ▶ ....
- ▶ ....
- ▶ ....
- ▶ ....
- ▶ ....

Das Gefühl habe ich am allerliebsten: ....

Ich spüre es ganz besonders in dieser Situation: ....

Wow, was der Körper einem alles ermöglicht! Lass uns doch einmal bei deinem Körper bedanken: Danke, Körper, dass ich durch dich so viel wahrnehmen und fühlen kann!

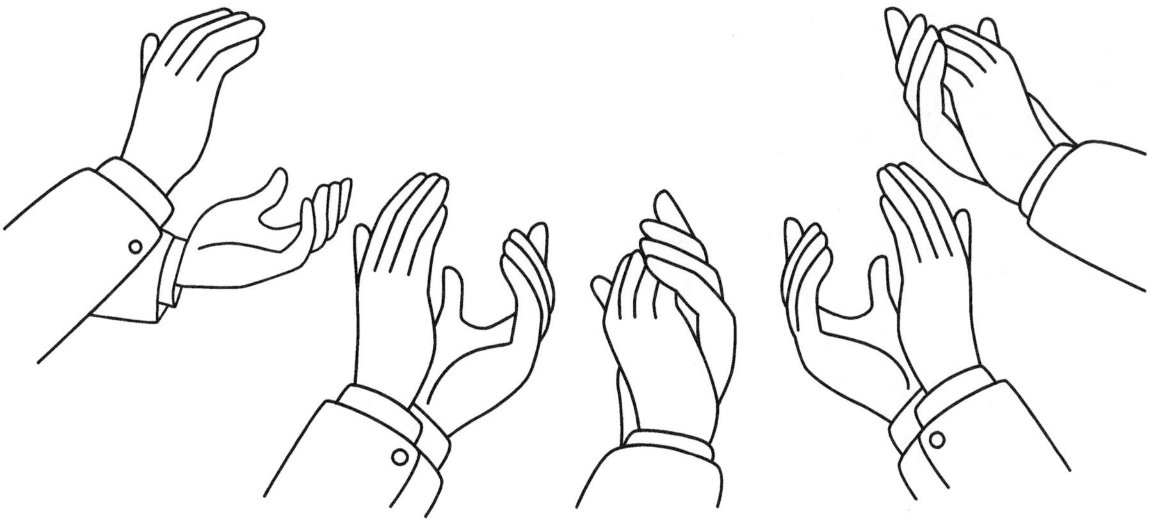

Auf einen Tanz

Menschen tanzen. Ob groß oder klein. Ob jung oder alt. Ob sie in deiner Straße oder in einem fernen Land wohnen: Menschen tanzen, weil Tanzen gute Laune macht oder wenn Menschen gute Laune haben! Zum Tanzen brauchen wir den Körper.

Manchmal können einem Gedanken über das eigene Aussehen oder Kommentare von anderen über den Körper ganz schön die Stimmung verderben. Kennst du das?

Wenn wir uns dann sagen: »Mach dir keinen Kopf!«, dann ist der Kopf vielleicht beruhigt. Aber der Körper hat immer noch die ganzen blöden Gefühle. Sie sitzen meistens im Bauch oder tummeln sich an der Körperstelle, die wir nicht besonders gerne haben. Dann helfen auch gute Gedanken alleine nicht. Dazu brauchen wir tatkräftige Unterstützung – und zwar vom Körper selbst.

Was ist dein Lieblingslied?

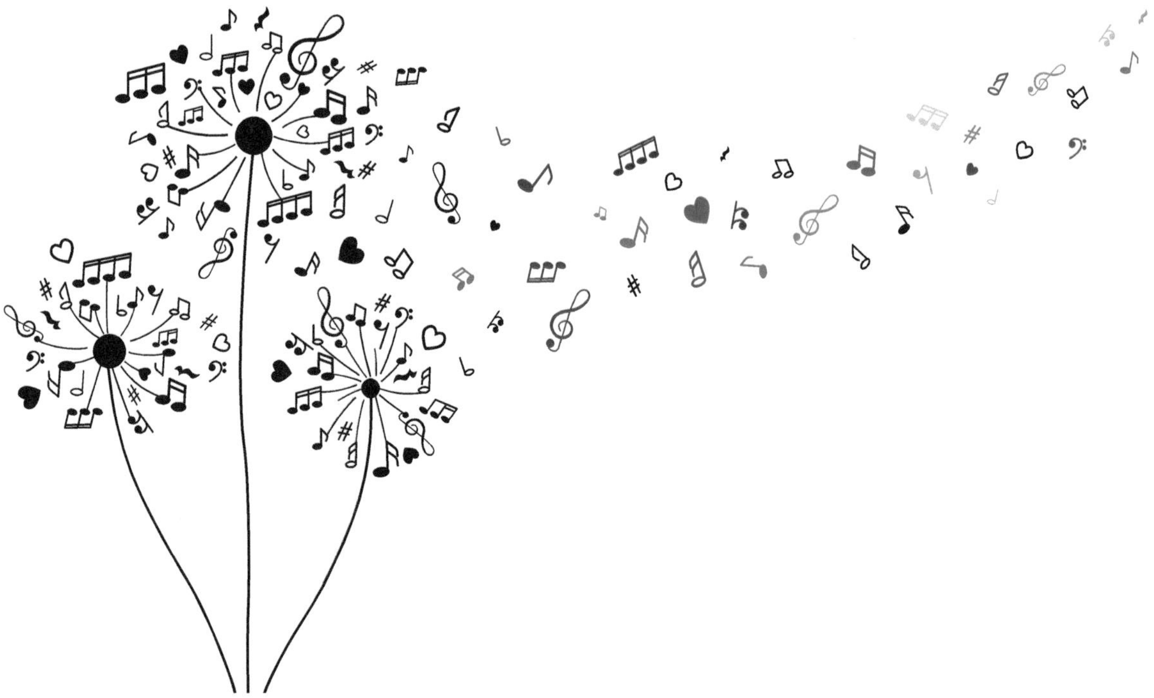

Auf einen Tanz

(1) Lass uns einmal genau dieses Lied hören und zusammen im Therapieraum tanzen! Dabei kannst du dich bewegen, wie du willst. Denn wenn der Körper frei und ohne Regeln tanzen kann, dann kann er sich regelrecht »freitanzen«! Musik ab!

(2) Nachdem wir uns jetzt frei getanzt haben:
- Welche Gefühle spürst du im Körper?
- Wo befinden sich die guten Gefühle?
- Woran merkst du, dass deine Stimmung ein bisschen besser geworden ist?
- Welche Gedanken gehen dir durch den Kopf?
- Kannst du sie benennen?
- Gibt es ein Wort, das dir hierbei in den Sinn kommt?

(3) Du kannst jetzt alle Gefühle und Gedanken, die dir durch Kopf und Bauch gehen, hier in diese Notenlinien malen oder schreiben. Verwende Farben, Bilder oder alles, was dir zu deinem Lieblingslied einfällt. So kannst du bei blöder Stimmung zusammen mit deinem Körper gute Stimmung machen!

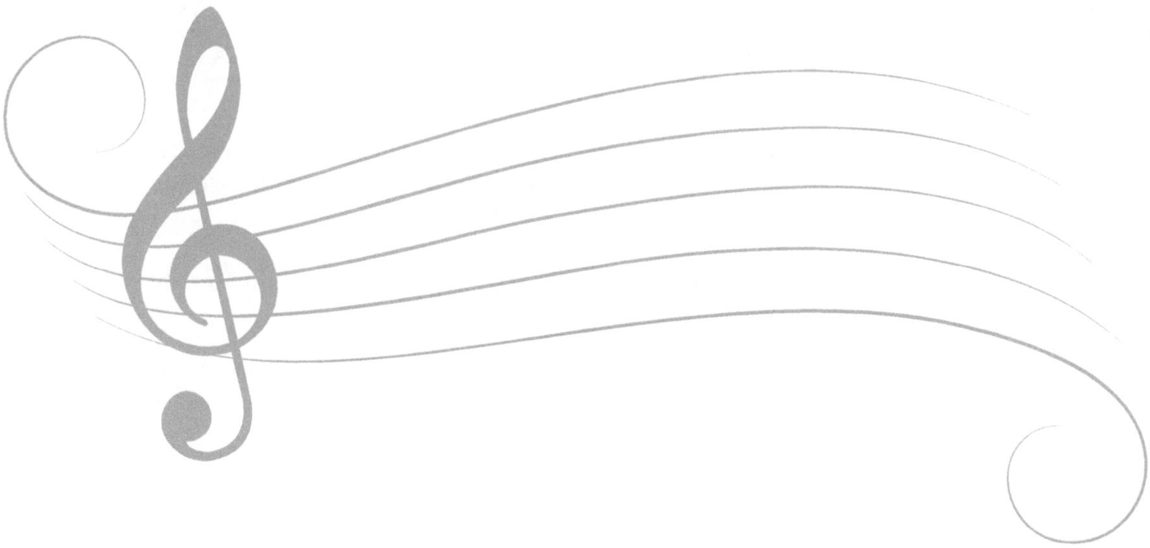

AB 77 • K J

Maulwurfsblick

Stell dir vor, du triffst ein Lebewesen, das nicht sehen kann. Dein Therapeut oder deine Therapeutin hat bestimmt eine Handpuppe in ihrem / seinem Therapieraum. Diese Handpuppe können wir hier hervorragend gebrauchen!

(1) Zuerst möchte ich dich bitten, die Augen zu schließen. Dann nimmst du deine rechte Hand und berührst damit nacheinander …
- deine Hände,
- deinen Rücken,
- dein Gesicht.

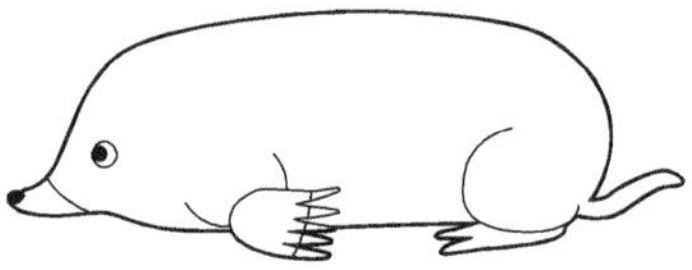

Kannst du sie einmal blind beschreiben? Wie fühlen sich diese Körperbereiche an, wenn du die Augen geschlossen hältst?

Hände	**Rücken**	**Gesicht**
Meine Hände sind	Mein Rücken ist	Mein Gesicht ist
…………………………………	…………………………………	…………………………………
…………………………………	…………………………………	…………………………………
…………………………………	…………………………………	…………………………………

(2) Dein Therapeut oder deine Therapeuin wird jetzt einmal die Handpuppe nehmen. Sie ist leider blind und kann sich nur auf ihre anderen Sinne verlassen, so wie du gerade. Wenn du dein Einverständnis gibst, kann diese Puppe nun einmal deinen Rücken, deine Hände oder dein Gesicht berühren und dir erzählen, was sie fühlt und wie sie den Körper beschreibt, den sie noch nie in ihrem Leben gesehen hat!

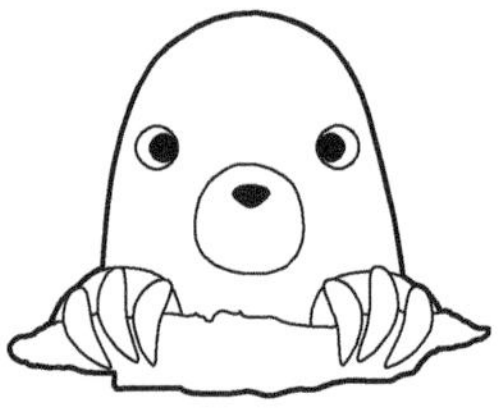

Nach der Übung kannst du zusammen mit deinem Therapeuten oder deiner Therapeutin aufschreiben, was die blinde Puppe »gesehen« hat – und alles nur mit ihrem Tastsinn!

Hände	**Rücken**	**Gesicht**
Seine / Ihre Hände sind	Sein / Ihr Rücken ist	Sein / Ihr Gesicht ist
…………………………………	…………………………………	…………………………………
…………………………………	…………………………………	…………………………………
…………………………………	…………………………………	…………………………………

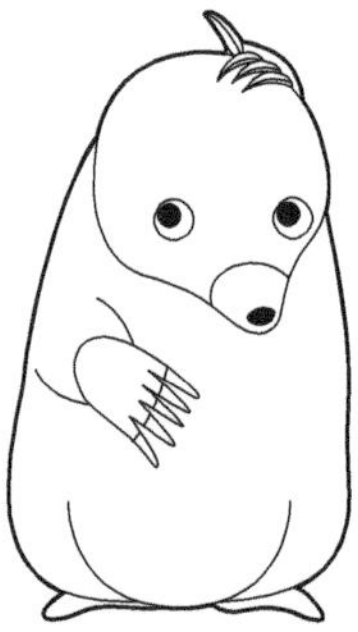

Wie ist das, wenn andere deinen Körper beschreiben, ohne dabei dein Aussehen tatsächlich sehen zu können?

………………………………………………………………………………………………

………………………………………………………………………………………………

………………………………………………………………………………………………

Elefantensprache

Stell dir vor, du triffst einen Elefanten. Er kann nicht mit dir sprechen, aber er kann dir mit seiner Rüsselspitze etwas auf den Rücken schreiben. Deine Therapeutin oder dein Therapeut wird sich einmal hinter dich setzen und so tun, als sei ihre oder seine Hand die Rüsselspitze eines Elefanten. Damit schreibt er oder sie dir nun etwas auf den Rücken. Es kann auch gemalt werden.

- Du kannst hier auf dem Blatt eintragen, was du gespürt hast. Was wurde gemalt oder geschrieben?
- Danach knickst du das Blatt.
- Dein Therapeut oder deine Therapeutin wird dann auf der anderen Seite aufschreiben, was sie dir wirklich für Botschaften mit dem Rüssel eines Elefanten geschrieben hat.

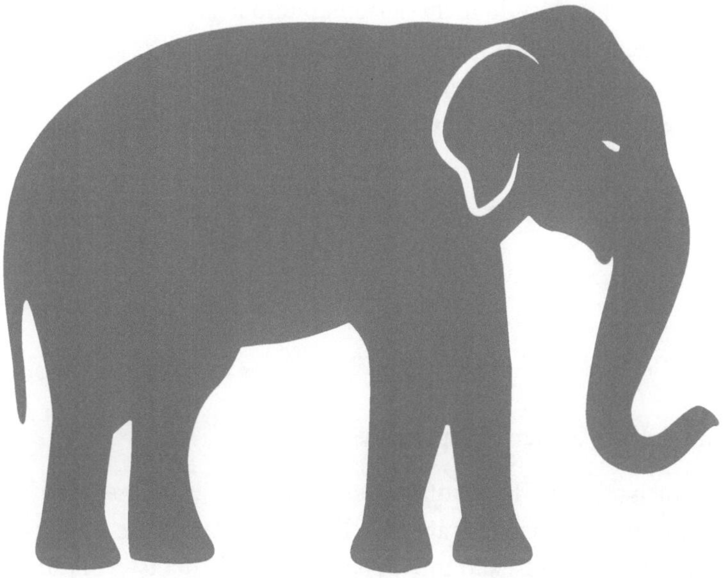

Dann faltet ihr das Blatt wieder auf. Konntest du die Elefantensprache verstehen?

Was ich verstanden habe:	Was der Rüssel aufgemalt / aufgeschrieben hat:
(1)	(1)
(2)	(2)
(3)	(3)
(4)	(4)
(5)	(5)

AB 79 • K J

Sich die Hände reichen

Einander die Hände zu reichen ist nicht nur eine Höflichkeit. Früher reichte man seine leere »Waffenhand« um zu zeigen, dass keine Gefahr bestand. Das Händereichen dient aber auch dazu, den anderen zu »beschnuppern«. Unbewusst führen Menschen die Hände zur Nase, um über den Geruch mehr über den anderen zu erfahren. Man prüft im wahrsten Sinne, ob die »Chemie« stimmt.

Manchmal ist man sich selbst der größte Feind oder die größte Feindin. Manchmal mag man sich selbst nicht, fast so, als stimme die Chemie nicht. Manchmal muss man sich aber mit seinem Körper versöhnen und mit seinem Aussehen Frieden schließen. Wir können uns selbst die Hand zum Vertragen reichen.

- ▶ Mit welchen Körperbereichen bist du nicht zufrieden und lebst nicht in Frieden mit ihnen?
- ▶ Wann warst du selbst gemein zu dir?
- ▶ Wann hast du dich selbst schlecht behandelt?
- ▶ Wo lässt du dir draußen viel zu viel gefallen und verteidigst dich nicht?

....

....

....

Hast du Lust, dich mit dir und deinem Körper zu vertragen?

Dann lass uns einen Umriss deiner Hand auf dieses Blatt malen. Und am besten auch den Umriss der Hand deines Therapeuten oder deiner Therapeutin. Du darfst danach die Hände ausmalen. Am besten in bunt! Denn bunt bedeutet Freundschaft und Lebensfreude – jeder ist willkommen! Was glaubst du, kann dir und deinem Körper besser gelingen, wenn ihr befreundet seid?

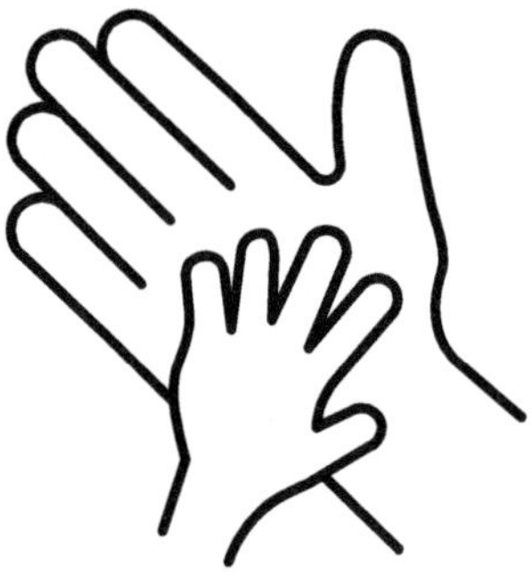

Stimmt die Chemie nun zwischen euch?

Übrigens: Nach der ganzen Farbenkleckerei ist es schön, sich die Hände zu waschen. Am besten mit Seife! So waschen wir die alte Feindschaft zusätzlich weg!

Trosthände

Einander die Hände zu reichen hat viele Bedeutungen, zum Beispiel drücken wir damit Trost aus. Es bedeutet: »Du bist nicht allein! Ich bin bei dir!« Wenn wir uns mit unseren Sorgen alleine fühlen oder das Gefühl haben, dass uns keiner wegen unseres Aussehens mag, dann brauchen wir Trost und Beistand.

Lass uns eine Übung dazu machen.

Übung

Reiche dafür deiner Therapeutin oder deinem Therapeuten einmal beide Hände. Am besten geht das, wenn einer von euch beiden die Hände kreuzt. Dann kann deine linke Hand die linke Hand des anderen nehmen und deine rechte Hand die rechte Hand des anderen.

Du kannst einmal ganz in dich hinein fühlen und die Sätze unten auswählen, die zu deinen Gefühlen am besten passen. In der einen Hand steht das »Manchmal«. In der anderen Hand steht das »Immer«.

Manchmal …
- ☐ Manchmal fühle ich mich allein.
- ☐ Manchmal fühle ich mich unwohl in meinem Körper.
- ☐ Manchmal denke ich, dass andere mich ausgrenzen oder sich lustig über mein Aussehen machen.

Immer …
- ☐ Ich kann mir immer sicher sein, dass ich nicht alleine bin.
- ☐ Ich kann mir immer gewiss sein, dass andere bei mir sind.
- ☐ Auch wenn ich traurig bin, kann ich mir sicher sein, dass ich getröstet werde.

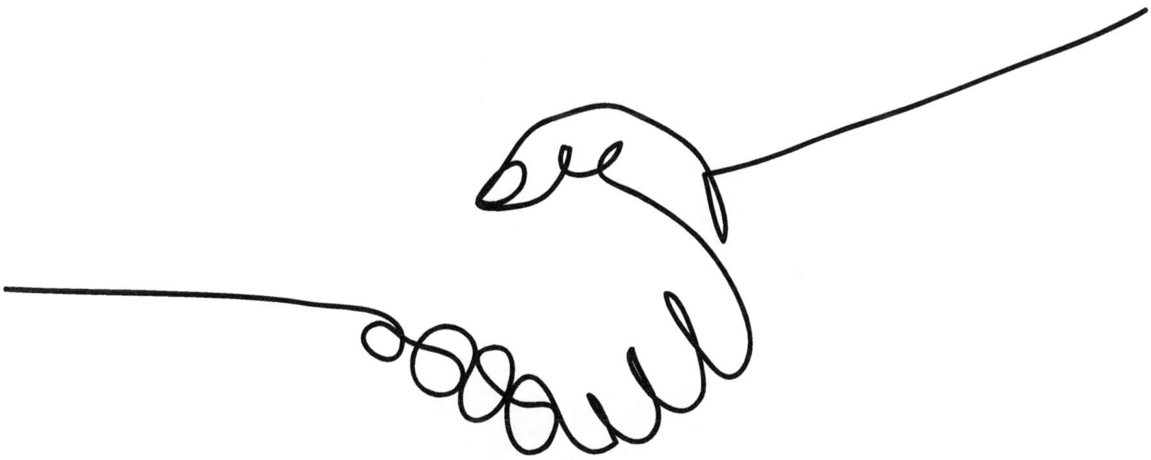

Vertrauenssache

Wenn wir die Augen zumachen und von einem anderen geführt werden, ist eines besonders wichtig: Vertrauen! Blindes Vertrauen! Denn wer die Augen zumacht, der muss sich sicher sein, dass der andere dem Körper nicht schadet. Das ist ganz schön schwierig, denn man selbst hat in diesem Moment keine Kontrolle.

Aber Vertrauen ist sehr wichtig für Menschen: Denn Vertrauen entspannt, macht warme Gefühle im Bauch und kann manchmal sogar richtig kitzeln! Hast du Lust, mit deinem Therapeuten oder deiner Therapeutin diese Gefühle von Vertrauen zusammen herzustellen? Damit du dir sicher bist, ob du die Übung machen möchtest, erkläre ich dir, was passiert:

Übung

(1) Vor der Übung verbindest dir die Augen und dein Therapeuten oder deine Therapeutin führt dich einmal blind durch den Raum.
(2) Während der Übung versuchst du, ganz genau zu beobachten, welche Gefühle in deinem Körper entstehen. Bist du anfangs nervös? Bekommst du schwitzige Finger?
(3) Breitet sich nach und nach ein warmes Gefühl in dir aus? Meistens beginnt es im Bauch!
(4) Merkst du, dass deine Arme und Beine allmählich lockerer werden?
(5) Nach der Übung stellst du dir vor, dass Vertrauen wie Honig durch deinen Körper fließt: wohlig warme Gefühle, leuchtend und hell.

Hast du Lust, diesen Kreislauf mal in einem Bild festzuhalten? Dafür kannst du diesen Körperumriss nutzen. Wo haben die Gefühle angefangen und welche Route haben sie durch deinen Körper genommen? Wenn du magst, dann machst du die Übung noch einmal und achtest nochmal ganz genau darauf, wie Vertrauen wie Honig in dir fließt!

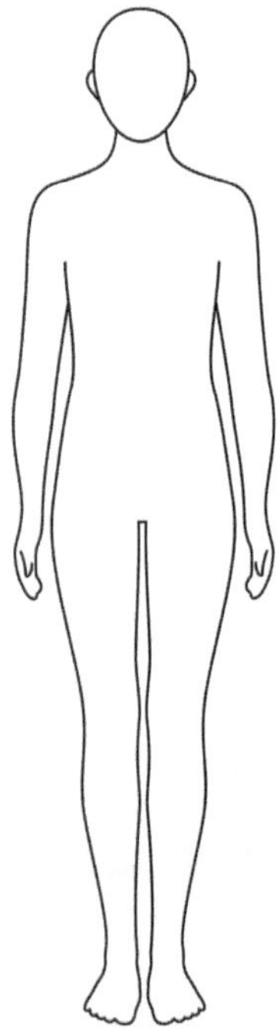

AB 82 • K J

Willkommensgefühle

Mit Menschen kann man zusammen in viele schöne Gefühle eintauchen. Menschen lächeln sich zum Beispiel an. Denn Lächeln ist ansteckend: Wir lächeln zurück und alle fühlen sich dadurch wohl in ihrer Haut. Es gibt uns das Gefühl, willkommen zu sein: »Hallo! Schön, dass du da bist!«

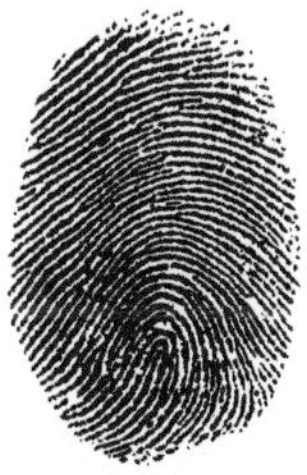

Hast du Lust, dass wir einmal deine Finger in einen Farbkasten mit unterschiedlichen Farben tauchen und wir einen Abdruck von jedem einzelnen deiner Finger auf dieses Blatt machen?

1	2	3	4	5
6	7	8	9	10

Wir können in die Abdrücke, wenn sie getrocknet sind, auch noch Gesichter malen: zwei Augen, eine Nase und einen lächelnden Mund. Was können dir die freundlichen Gesichter zu Hause, in der Schule und in der Freizeit sagen, wenn du dich unwohl in deinem Körper fühlst? Z.B. »Hallo! Schön, dass du da bist! Du bist willkommen! Ich habe dich gern. Du kannst dich auch gern haben!

- ▶ Welcher Finger ist für diese zugewandte Botschaft am besten geeignet?
- ▶ Wir können eine Sprechblase an diesen Lieblingsfinger malen.
- ▶ Wir können auch, wenn das Blatt nicht zur Erinnerung ausreicht, ein freundliches Gesicht auf deinen Lieblingsfinger malen. Und wenn du traurig bist, dann lächelt er dich an.

AB 83 • K J

Lebensfreude wie ein Clown

Wenn sich andere über einen lustig machen, dann fühlt man sich wie ein Clown. Man selbst fühlt sich aber gar nicht lustig. Ganz im Gegenteil: Wir fühlen uns dann eher wie ein trauriger Clown.

Lass uns eine Übung machen und uns die ganze Traurigkeit »abschütteln«.

(1) Stell dich einmal in die Mitte des Raums. Stell dir vor, du wärst wie ein Clown in einer Manege.

(2) Dein Therapeut oder deine Therapeutin wird mitschreiben, was du dir schon alles anhören musstest, als du im Mittelpunkt von Menschen gestanden hast. Wie haben sie sich über dich lustig gemacht? Was haben sie gesagt?

....

....

(3) Jetzt verändern wir deine Traurigkeit darüber in Freude.
Alles was wir brauchen ist – genau: deinen Körper!

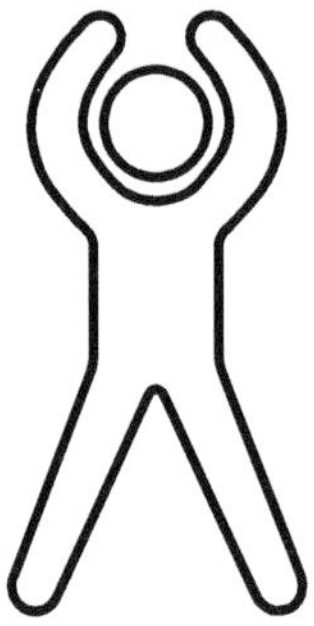

- Streck deine Arme nach links und rechts aus.
- Jetzt springst du, indem du die Beine abwechselnd schließt und wieder schulterbreit machst.
- Währenddessen nimmst du die Hände über deinen Kopf und klatscht einmal. In der nächsten Bewegung klatscht du mit deinen Händen auf deine Hüften – ähnlich wie bei der Sportübung »Hampelmann«!
- Wenn du Lust hast, dann bitte deinen Therapeuten oder deine Therapeutin die Übung mit dir mitzumachen. Zusammen ist es viel lustiger und bringt mehr Spaß und Lachen!

(4) Erzähl einmal, wie du dich fühlst und dein Therapeut oder deine Therapeutin schreibt die Gedanken mit.
- Welche lustigen Gedanken hast du jetzt?
- Fühlst du die Freude und Energie?
- Werden deine Gedanken nun etwas leichter?
- Kannst du jetzt wieder leichter lachen?

....

....

AB 84 • K J

Der richtige Riecher

In den sozialen Medien können wir uns auf der falschen Spur befinden: Wir bewundern Bilder und Körper von anderen und wollen so perfekt sein wie sie. Stell dir vor: Die meisten Tiere wissen instinktiv, was gut für sie ist und was nicht. Sie haben einen guten Riecher! Menschen haben zudem ein gutes Gedächtnis, das über ihre Nase funktioniert.

(1) Mach einmal die Augen zu.
(2) Stell dir einmal eine Situation vor, in der du dich richtig gut gefühlt hast.
(3) Du kannst dir auch einen Raum vorstellen, indem du dich sehr wohlfühlst. Oder eine andere Person, in deren Nähe du dich geborgen fühlst.
(4) Kannst du riechen, wie es in der Situation, dem Raum oder nach der Person riecht, die du vor Augen hast?

Perfekte Bilder in den sozialen Medien stinken manchmal zum Himmel. Leg dein Handy zur Seite und konzentrier dich auf das, was dir gut tut. Dafür kannst du deine Nase zu Rate ziehen. Sie hat meistens den richtigen Riecher!

- ▶ Welche Menschen in deiner Umgebung tun dir gut?
- ▶ Bei welchen fühlst du dich ganz willkommen so wie du bist? Bei welchen Menschen kannst du auch mal Schwäche zeigen?

Wenn du magst, kannst du hier ein Bild von dir und deinem Lieblingsmenschen reinkleben. Du kannst es auch kommentieren. Oder dein Lieblingsmensch schreibt dir einen lieben Satz darunter. Wenn du denkst, dass es perfekt ist – ganz ohne Filter und ohne Klicks – kannst du es dir in dein Zimmer hängen. So kannst du es dir auch ohne Handy immer wieder anschauen.

8 Den Körper aus anderen Perspektiven betrachten lernen

Cash (1990) beschreibt in Bezug auf den Körper zwei mögliche Perspektiven – die »Sicht von außen« und die »Sicht von innen«. Wenn sich der Körper durch Krankheit oder Unfälle verändert, sind diese Veränderungen des Aussehens meistens abrupt: Betroffene Körper verändern sich schlagartig von einem »unauffällig« zu einem »auffällig«. Die Anpassung an eine unfreiwillige und vielleicht mit Verlust, Trauer und Wut verbundene körperliche Veränderung, stellt einen komplexen Prozess dar. Denn Betroffene müssen sich sowohl mit der eigenen Reaktion auf den veränderten Körper auseinandersetzen, als auch mit der Reaktion anderer Menschen umgehen lernen. Zum einen gibt es zwar die körperlichen Herausforderungen, dass körperliche Wunden heilen müssen. Zum anderen müssen fast gleichzeitig auch seelische Wunden versorgt werden: die Korrektur des eigenen Körperbildes und vor allem, den Umgang mit den Reaktionen der Öffentlichkeit auf jene körperlichen Veränderungen finden.

Körperliche Veränderungen können aber auch normativ sein und trotzdem eine Herausforderung darstellen. Insbesondere die körperlichen Veränderungen bis zum Ende der Pubertät können Kinder und Jugendliche als Belastung erleben. Für die Entwicklung eines positiven Körperbildes ist es wichtig, dass man den eigenen Körper erlebt und wahrnimmt, z. B. durch Bewegung, Spiel und reale Sinneserfahrungen (Schulte-Abel, 2013). Doch insbesondere in der frühe Adoleszenz (10–13 Jahre) beginnen die Gedanken um die Frage zu kreisen: »Bin ich normal?«, was durch die schnellen Veränderungen und der damit verbundenen Verunsicherungen bezüglich der körperlichen Erscheinung und Attraktivität bedingt ist (Radzik, 2008). Das Aussehen gewinnt während der Pubertät an Wichtigkeit und beginnt in der Regel von da an, den Selbstwert mitzubestimmen. Daher sind Unterstützung und tragfähige Beziehungen eine wichtige Grundlage für die Bewältigung dieser Lebensaufgabe. Denn erleben Kinder und Jugendliche innerhalb pubertärer Turbulenzen nicht nur Konflikte mit ihrer eigenen Identität, sondern auch mit ihrer Geschlechtsidentität und dadurch verursachte Konflikte im Außen, sind ein offenes Ohr und eine zugewandte Haltung umso wichtiger. Erfreulicherweise werden immer mehr transsexuelle Kinder in der Kindheit unterstützt (Ehrensaft et al., 2018). Zum jetzigen Zeitpunkt wird empfohlen, Kindern keine binäre Sichtweise des Geschlechts aufzwingen, sondern ihnen ausreichend Raum zu geben, um verschiedene Möglichkeiten des Geschlechtsausdrucks zu erkunden (WPATH; 2011). Hierbei kann der tatsächliche Wechsel von Namen, Pronomen oder Auftreten eines Kindes entlastend sein. Kinder erleben es aber auch als entlastend, wenn Personen in der Familie, Schule oder Gemeinschaft die Geschlechtsidentität durch Verwendung des angemessenen Pronomens und Namens oder beidem auch schon vorher respektieren und validieren (Ehrensaft, 2020).

Die Arbeitsblätter dieses Kapitels beziehen sich zum einen auf altersentsprechende körperliche Entwicklungen, die sich mit Beginn der Pubertät bis hin zum Erwachsenenalter vollziehen. Eine große Reise, die Kinder und Jugendliche vor viele aussehensbezogene Herausforderungen und Sorgen stellt! Mit den Herausforderungen der Pubertät werden Kinder nicht alleine gelassen: Fragen und Sorgen, aber auch Neugier finden in diesem Kapitel ihren Platz. Zum anderen bieten die Arbeitsmaterialien auch einen neuen Blickwinkel auf körperliche Veränderungen, von denen Kinder und Jugendliche unvorhersehbar betroffen sind. Denn was passiert, wenn körperliche Probleme oder Verletzungen vorliegen, die einen Einfluss auf das Aussehen nehmen? Dieses Kapitel bietet daher Arbeitsblätter, die junge Menschen stark gegenüber Beschämung oder Ausgrenzung machen sollen. So können sie die an sie gestellten Herausforderungen annehmen und sich selbst als besonders wahrnehmen – und vielleicht auch langfristig ihre Vorbildfunktion für andere betroffene Kinder oder Jugendliche darin erkennen!

Arbeitsmaterial

AB 85 Entwicklung Schritt für Schritt

Das Leben hält viele Entwicklungen bereit. Eine davon ist die Entwicklung vom Kind zum Erwachsenen. Auf diesem Arbeitsblatt können Kinder und Jugendliche über Ängste und Vorurteile in Bezug auf die Pubertät und das Erwachsensein sprechen und lernen, die körperlichen Veränderungen als Reise zu verstehen. Welche Ressourcen haben sie dafür im Gepäck?

AB 86 Verkleidungszauber

Sich zu verkleiden, ist ein uralter Brauch, der in vielen Kulturen vorkommt. Dabei können sich Menschen ausprobieren, weil sie die Freiheit bekommen, in eine andere Rolle zu schlüpfen. Das Arbeitsblatt ermöglicht einen Transfer von den guten Gefühlen, die einer Verkleidung inne liegen kann. Denn mit einer anderen Verkleidung fällt es Menschen manchmal leichter, neue Dinge auszuprobieren. So entsteht eine erste Erfahrung, die man dann im Hier und Jetzt viel leichter herstellen kann.

AB 87 Auffällig gut!

Von Natur aus ist kein Mensch gleich. Trotzdem haben auch schon Kinder und Jugendliche bestimmte Stereotype von Schönheit. Somit können bestimmte Auffälligkeiten dazu führen, dass Kinder und Jugendliche sich gegenseitig dafür ärgern. Kinder können mithilfe dieses Arbeitsblattes lernen, Auffälligkeiten in ihrem Aussehen als Besonderheiten zu erkennen und sie als etwas zu sehen, das sie einzigartig macht.

AB 88 Briefwechsel mit Narben

Kinder oder Jugendliche, die eine OP hatten oder andere körperliche Verletzungen erleben, haben davon nicht nur sichtbare Narben. Auch blöde Blicke oder Sprüche von anderen können Narben auf der Seele hinterlassen. Das Arbeitsblatt soll Betroffenen helfen, selbstbewusst mit optischen Auffälligkeiten umzugehen – und sie dazu befähigen, die Stärke in ihren Narben zu entdecken!

AB 89 Entwicklungsschritte

Die Pubertät ist ein spannender Lebensabschnitt, der gleichzeitig ganz schön beängstigend sein kann. Nicht selten geht er mit Schamgefühlen und Körperunzufriedenheit einher. Das Arbeitsblatt lädt Kinder und Jugendliche dazu ein, sich mit den körperlichen Veränderungen während der Pubertät auseinanderzusetzen. Denn Wissen gibt Kontrolle. Und ein vertrauensvoller Rahmen kann Ängste reduzieren.

AB 90 Trans-It

Das Thema »Geschlechtsidentität« wird heute nicht mehr tabuisiert. Das ist ein bedeutender Schritt, weil wir statt in Katgeorien nun dimensional denken dürfen. Und auf dieser Dimension lässt es sich vilefältig und gut leben. Das Arbeitsblatt bietet eine Möglichkeit, mit Kindern und Jugendlichen ins Gespräch zu kommen und sie auf dem Weg zu sich selbst begleiten zu können.

AB 91 Verkleidungswünsche

Viele Personen aus der Transvestitismus-Szene berichten, dass sie keine:n Ansprechpartner:in gefunden haben, als sie darauf aufmerksam wurden, dass sie sich gerne in das Gegengeschlecht verkleiden. Ist ja auch klar, denn noch heute erleben Menschen Diskriminierung! Mit diesem Arbeitsblatt wird es der jetzigen Generation möglich zu lernen, dass es okay ist, sich in schillernd andere Persönlichkeiten zu verwandeln. Alles kann – nichts muss.

AB 92 Ruhe bewahren

Natürlich steht die Gesundheit des Kindes an erster Stelle. Trotzdem kann man als Eltern auch nicht alles richtig machen. Zu perfektionistische Ansprüche an sich selbst können zu Überwachsamkeit und Aufmerksamkeitsprozessen führen, die sich dysfunktional auf die Gesundheit von Kindern auswirken können. Störungen können sogar dadurch begünstigt werden. Die Kunst besteht darin, differenzieren zu können, um in den richtigen Momenten Ruhe zu bewahren und in den richtigen Momenten aktiv zu werden.

Entwicklung Schritt für Schritt

Wenn du ein Kind bist:

Die Pubertät ist manchmal mit vielen Ängsten und Vorurteilen verbunden.

Welche Vorurteile kennst du?

Was sind deine Ängste, wenn du an die Pubertät denkst?

Meine Vorurteile sind:	Meine Ängste sind:
....	....
....	....
....	....
....	....
....	....
....	....
....	....

Wenn du jugendlich bist:

Der Gedanke, irgendwann erwachsen zu sein, ist manchmal mit vielen Ängsten und Vorurteilen verbunden.

Welche Vorurteile kennst du?

Was sind deine Ängste, wenn du an das Erwachsensein denkst?

Meine Vorurteile sind:	Meine Ängste sind:
....	....
....	....
....	....
....	....
....	....
....	....
....	....

Entwicklung Schritt für Schritt

Die körperlichen Veränderungen in der Entwicklung vom Kind zum Jugendlichen und dann zum Erwachsenen sind nicht immer steuerbar. Das kann sich anfühlen wie ein Kontrollverlust. Wir müssen diese Reise, die unser Körper macht, mitmachen, ob wir das angenehm finden oder nicht.

- ▶ Bei welchen körperlichen Veränderungen erwartest du Turbolenzen auf dieser Reise?
- ▶ Was sind schöne Reiseziele und auf was kannst du dich in der Pubertät oder als Erwachsener freuen?
- ▶ Welche Stärken hast du im Gepäck, auf die du dich auf deiner Reise vom Kind zum Erwachsenen immer verlassen kannst?

Schreibe in den Rucksack alle deine Stärken auf, die du zur Verfügung hast.

- ▶ Wer begleitet dich?
- ▶ Worauf kannst du dich verlassen?
- ▶ Welche Fähigkeiten hast du schon auf anderen Reisen oder Abenteuern an dir entdeckt?

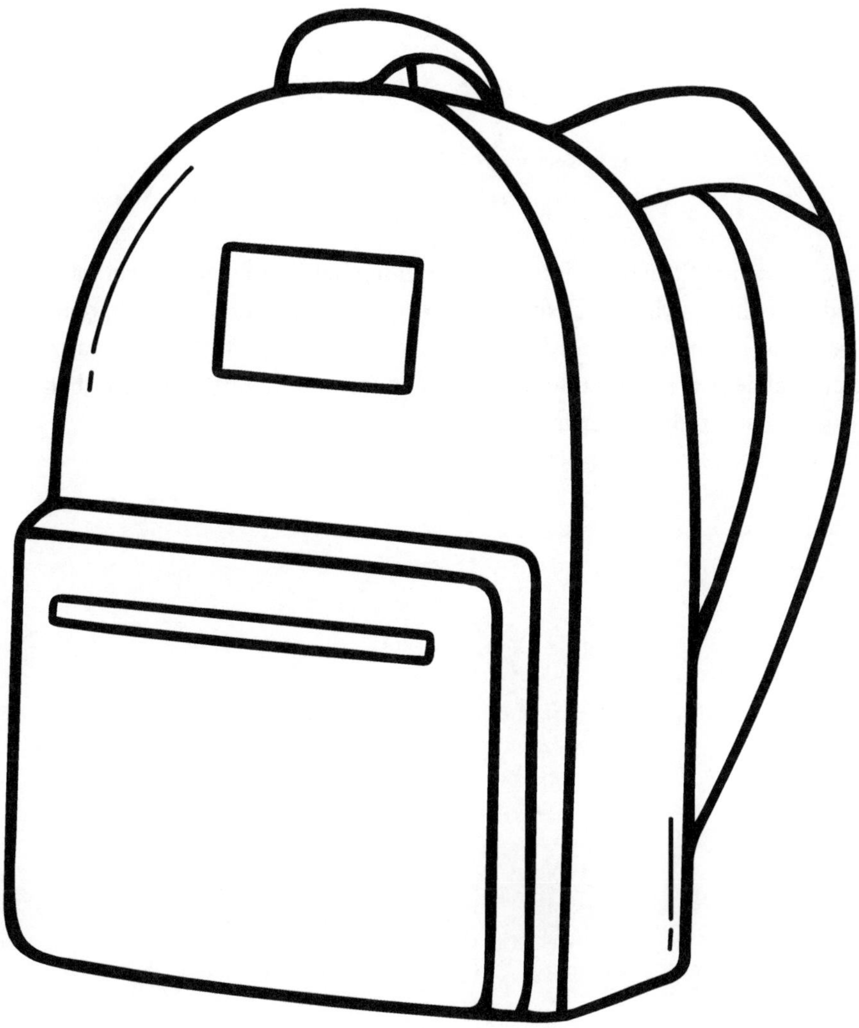

AB 86 • K J

Verkleidungszauber

Beim Karneval oder zu Kindergeburtstagen verkleidet man sich gerne. Man hat manchmal sogar das Gefühl, dass man dann wie die Person oder Figur ist, als die man sich verkleidet hat!

(1) Hast du dich schon einmal verkleidet? In wen würdest du dich gerne einmal für einen Tag verwandeln? Schreibe dafür einmal die Figur, die Gestalt oder den Menschen in die Mitte des Sterns!

(2) Kannst du mal erzählen, was du alles toll an dieser Figur findest? Indem du an jede Zacke die Eigenschaft schreibst, warum du gerne wie sie / er wärst, kann ich mir ein gutes Bild davon machen.

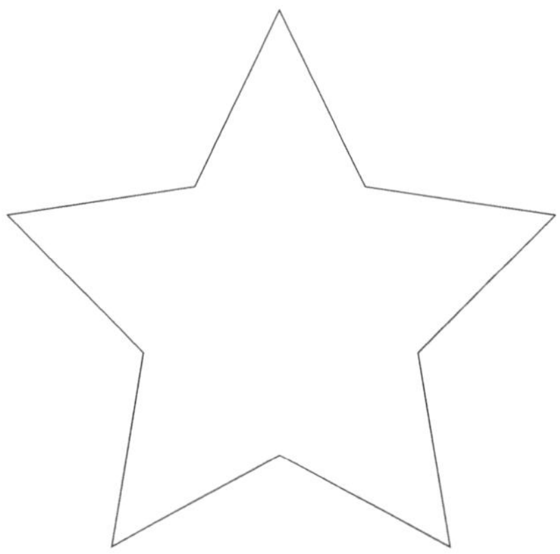

(3) Klar, man kann sich natürlich nicht in seinen Helden bzw. seine Heldin verwandeln. Ist auch gut so, denn jeder ist einzigartig – auch du. Schreib deswegen deinen Namen in den Stern.

(4) Was glaubst du, ist besonders toll an dir? Was macht dich einzigartig? Was ist ganz typisch für dich? Betrachte einmal deinen Körper und dein Aussehen ganz genau: Was macht dich so einzigartig? Nutze dafür die Zacken drum herum.

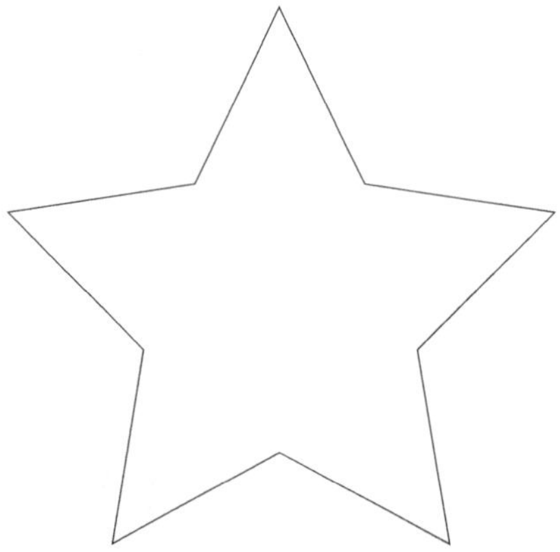

AB 87 • K J

Auffällig gut!

Manchmal kommt es vor, dass wir bestimmte Körperteile haben, die etwas anders sind als die der anderen Kinder oder Jugendlichen. Bestimmte Körpermerkmale liegen uns quasi »in den Genen«, weil wir mit ihnen geboren werden. Wenn wir uns deutlich von anderen in ihnen unterscheiden, kann Scham entstehen. Manche erzählen, dass sie sich für ihre Größe schämen. Manch einer schämt sich für seine Haarfarbe oder Sommersprossen. Die andere wiederrum für ihre Hautfarbe oder ihr Körpergewicht.

⊖ Lass uns einmal überlegen, wie dich andere schon einmal wegen deines besonderen Aussehens geärgert haben. Das kommt unter das Minus!

⊕ Lass uns einmal zusammen überlegen, welche Vorteile dein besonderes Aussehen hat! Das kommt unter das Plus!

⊖	⊕
▶	▶ ....
....	....
....	....
▶	▶ ....
....	....
....	....
▶	▶ ....
....	....
....	....
▶	▶ ....
....	....
....	....

Wenn du fertig bist, dann knick das Blatt einmal von oben nach unten in der Mitte. Besonderes Aussehen hat immer zwei Seiten. Und du alleine kannst entscheiden, von welcher Seite aus du diese Besonderheit betrachtest. Alle anderen können dir egal sein. Sie haben scheinbar einen »Knick in der Pupille«.

Briefwechsel mit Narben

Manchmal kommt es vor, dass wir bestimmte Narben nach einer OP oder einer Verletzung haben. Das stört nicht nur, weil sie uns an eine schlimme Zeit erinnern. Manchmal hat man sogar das Gefühl, dass andere genau auf diesen Makel schauen. Dann möchte man im Erdboden versinken! Hey, das was du erlebt hast, war bestimmt nicht angenehm. Und dass Leute auch noch blöd gucken, macht unangenehme Gefühle. Die meisten Leute gucken deshalb, weil sie die Geschichte hinter der Narbe kennenlernen wollen. Was ist da passiert?

Klar, du musst nicht der beste Freund oder die beste Freundin von deiner Narbe werden. Aber sollen wir es mal mit einer Brieffreundschaft probieren? Wäre das nicht spannend?

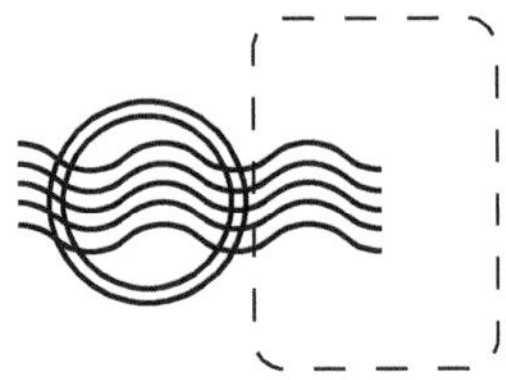

Liebe Narbe,

ich habe dich nun schon .... Jahre oder .... Wochen.
In diesem Moment / in dieser Situation bist du zu mir gekommen:

....

....

In der Zeit danach hat mir das besonders geholfen:

....

....

Manchmal schäme ich mich für dich, insbesondere in diesen Situationen:

....

....

Wir müssen uns nicht mögen, aber wir müssen uns akzeptieren.

Liebe Grüße

....

An meine Narbe
Heilungsgasse 4
54321 Strahleweg

Briefwechsel mit Narben

Hier steht die Antwort der Narbe: (Wir müssen ihr etwas auf die Sprünge mit den Antworten helfen. Was glaubst du, würde sie sagen?)

Hallo ....,

als wir uns das erste Mal begegnet bin, da habe ich dir ...
☐ Schmerzen
☐ Angst
☐ Kummer
bereitet.

Das tut mir leid. Ich weiß, dass du dich in manchen Situationen ...
☐ für mich schämst.
☐ sauer bist, dass ich da bin.
☐ ärgerst, weil du manche Dinge nicht so mitmachen kannst wie andere Kinder.

Aber weißt du was? Ich bin sehr stolz auf dich, ...
☐ dass du niemals aufgibst und dass du dich ins Leben zurückgekämpft hast.
☐ weil du so mutig mit mir, deiner Narbe, umgehst.
☐ dass du dich nicht verkrümelst.
☐ dass du mich nicht versteckst.

Denn weißt du was? Ich glaube, ich kann auch ein Zeichen dafür werden, ...
☐ wie stark du bist!
☐ was du alles geschafft hast!
☐ wie tapfer du warst!

Kannst du mich aus diesem Blickwinkel vielleicht anders bewerten? Bin ich vielleicht auch ein Zeichen für ...
☐ deinen Mut?
☐ deine Stärke?
☐ deine Tapferkeit?

Ich hoffe, wir werden trotzdem ...
☐ miteinander auskommen.
☐ Freunde werden.
☐ uns nicht so wichtig nehmen. Wir gehören einfach von nun an zusammen. Nicht mehr. Nicht weniger.

Liebe Grüße

Deine Narbe

Entwicklungsschritte

Die Pubertät ist eine spannende Lebensphase. Sie kann aber auch ganz schön Angst machen. Denn der Körper verändert sich. Und wir können wenig darauf Einfluss nehmen. Darüber zu reden kann Ängste kleiner machen.

Trotzdem können wir uns schämen! Lass uns etwas ausprobieren und uns offen darüber, aber nicht laut, darüber reden! Am besten geht das über ein offenes Ohr – eines, in das wir unsere Sorgen flüstern können. Du kannst das offene Ohr deines Therapeuten oder deiner Therapeutin nehmen oder deine Sorgen zunächst auf dieses Arbeitsblatt schreiben, wenn dir das angenehmer ist.

(1) Welche Veränderungen machen dir besonders Angst?

....

....

....

....

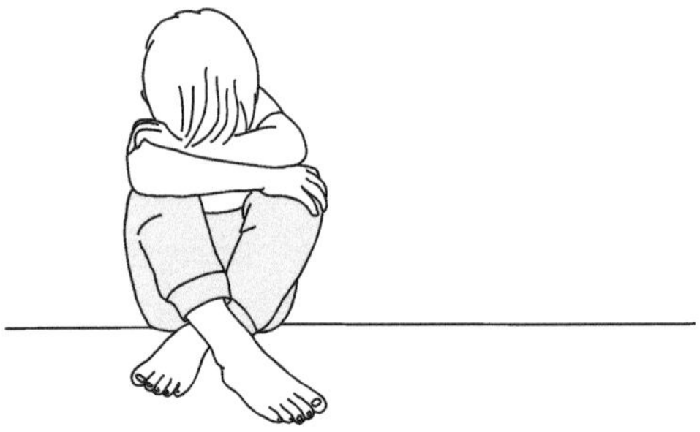

(2) Und jetzt lass uns mal überlegen, welche Vorteile es gibt, wenn man kein Kind mehr ist! Worauf freust du dich am allermeisten, wenn du endlich erwachsen wirst?

....

....

....

....

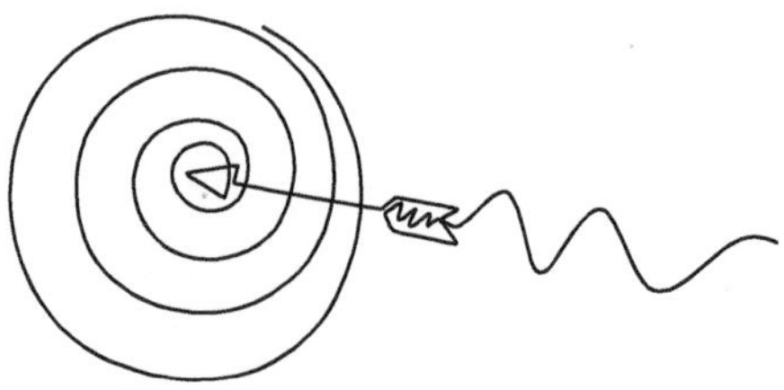

Trans-It

Manchmal haben Kinder und Jugendliche das Gefühl, dass sie eigentlich ein Junge sind, obwohl sie einen Mädchenkörper haben. Oder sie haben das Gefühl, dass sie ein Mädchen sind, obwohl sie einen Jungenkörper haben. Oder alles dazwischen! Kennst du das auch?

Stell dir einmal vor, eine gute Fee würde kommen und würde dir den Körper zaubern, in dem du dich wohlfühlst. Was glaubst du, wäre dann anders?

▶ Meine Haare wären so: ....

▶ Das würde ich anziehen: ....

▶ Das Hobby hätte ich dann gerne: ....

▶ Dann hätte ich keine Angst mehr vor: ....

▶ Hierfür würde ich mich nicht mehr schämen: ....

(1) Im Moment fühle ich mich mit meinem Körper so glücklich (bitte den Füllstand des Fasses soweit ausmalen):

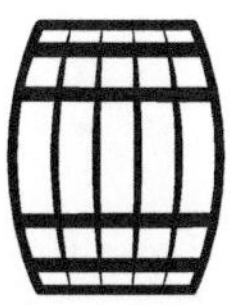

(2) Wenn ich ein Junge statt eines Mädchens oder ein Mädchen statt eines Jungens wäre, dann würde ich mich so glücklich in meinem Körper fühlen (bitte den Füllstand des Fasses soweit ausmalen):

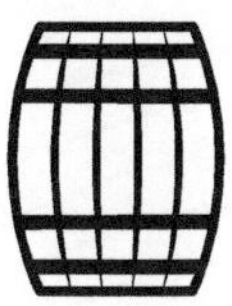

Weißt du, manchmal passiert es Menschen, dass sie in »Schubladen« denken. Und manche Menschen denken, dass man entweder ein Junge oder ein Mädchen sein muss.

☐ Mädchen oder ☐ Junge

Dabei gibt es noch so viel dazwischen! Jedes Kind darf so sein, wie es sich wohl fühlt. Hast du Lust, dich auch richtig wohl zu fühlen? Dann zeig doch einmal, was alles zwischen den Schubladen möglich ist!

▶ Wer bist du und wie willst du sein?
▶ Was ist bunt und vielfältig und einzigartig an dir?
▶ Was möchtest du gerne ausprobieren?

Mal die Kreise bunt und schreibe Eigenschaften auf, die du an dir magst, unabhängig was die anderen sagen.

Mädchen 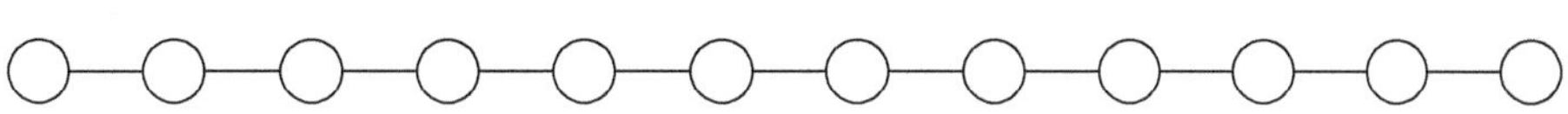 Junge

AB 91 • K J

Verkleidungswünsche

Vielleicht hast du schon von Personen gehört, die zwar Männer sind, aber sich manchmal gerne als Frauen verkleiden und schminken. Die meisten berichten, dass sie sich schon als Kinder verkleidet, Schminke benutzt oder sich die hohen Schuhen der Mütter ausgeliehen haben. Alles voll okay!
Lass uns einmal darüber nachdenken:

(1) Was glaubst du, ist alles typisch für einen Jungen?

(2) Was glaubst du, ist alles typisch für ein Mädchen?

(3) Was meinst du, dürfen Jungs nicht, um nicht »wie ein Mädchen« zu wirken?

(4) Was meinst du, dürfen Mädchen nicht machen, weil das nur »für Jungs« ist?

(5) Gibt es Dinge an dir oder Dinge die du gerne tust, die so gar nicht »typisch Mädchen« oder »typisch Junge« sind?

- ....
- ....
- ....

(6) Wusstest du: Für manche Personen ist der Regenbogen ein Symbol für Vielfalt. Menschen können nicht alle gleich sein. Stell dir vor, der Regenbogen hätte nur eine oder zwei Farben – das wäre ziemlich langweilig. Wenn du magst, dann male den Regenbogen bunt aus. Dann nimmst du deine Lieblingsfarbe und malst damit das Herz aus. Als Zeichen, dass du voll okay bist, wie du bist!

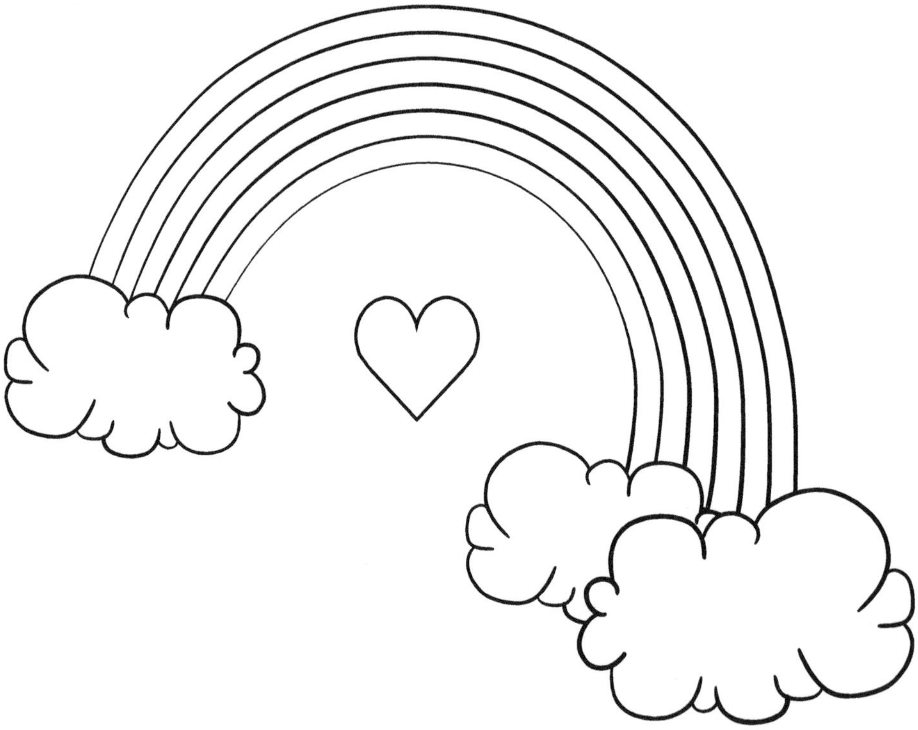

Ruhe bewahren

Natürlich steht die Gesundheit von Kindern an erster Stelle. Insbesondere in der heutigen Zeit, in denen Symptome schnell über das Internet recherchiert werden, können Eltern mit Diagnosen und Selbsttests konfrontiert werden, die nicht nur Unbehagen bereiten können, sondern die sich auch als gänzlich falsch herausstellen. Überlassen Sie daher zum einen die Diagnosestellung immer Fachpersonen. Zum anderen ist es aber auch wichtig, sein eigenes Verhalten immer wieder auf den Prüfstand zu stellen. Denn zu hohe Ansprüche an sich als Eltern oder Bezugsperson und Perfektionismus in der Erziehung können genau zu gegenteiligen Effekten führen und auf Dauer nicht nur das Familienleben, einen selbst, sondern auch das Kind krank machen.

(1) In welchen Bereichen erleben Sie sich als perfektionistisch? Hat Ihnen bereits jemand eine Rückmeldung bezüglich zu hoher Ansprüchen gegeben? Sie können Ihre Ansprüche in den verschiedenen Lebensbereichen in diese Abbildung hineinschreiben.

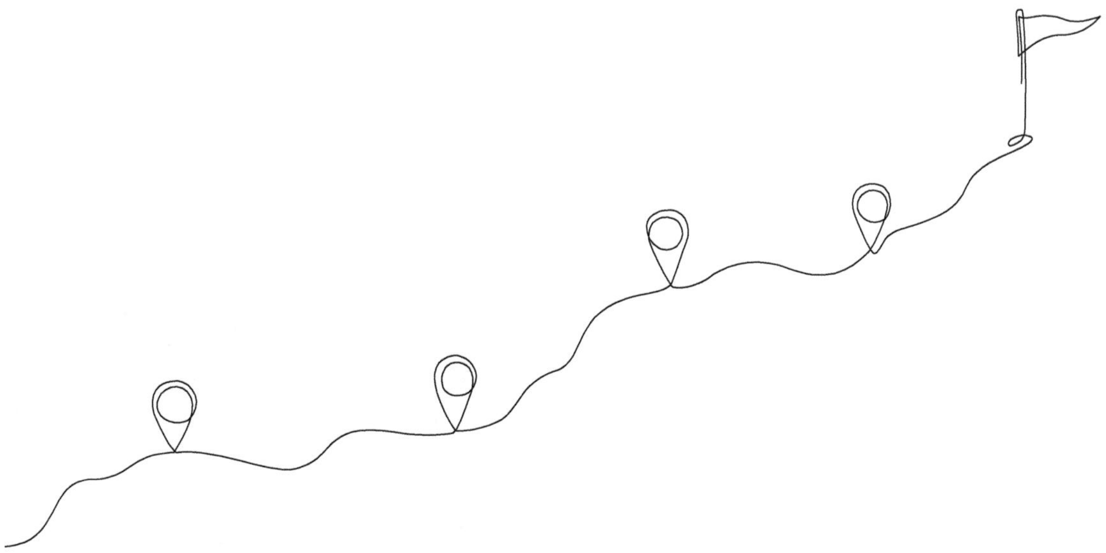

(2) Überprüfen Sie mit zwei Stiften:
- In welchen Lebensbereichen ist Ihr Kontrollbedürfnis, sind Ihre Ansprüche an sich und Ihr Kind zu hoch?
- In welchen Bereichen können Sie Ihre Ansprüche senken?
- In welchen Bereichen sind die Ansprüche angemessen und dürfen so bleiben?

Übertragen Sie die Lebensbereiche, die Sie für wichtig erachten, an die haltende Hand.

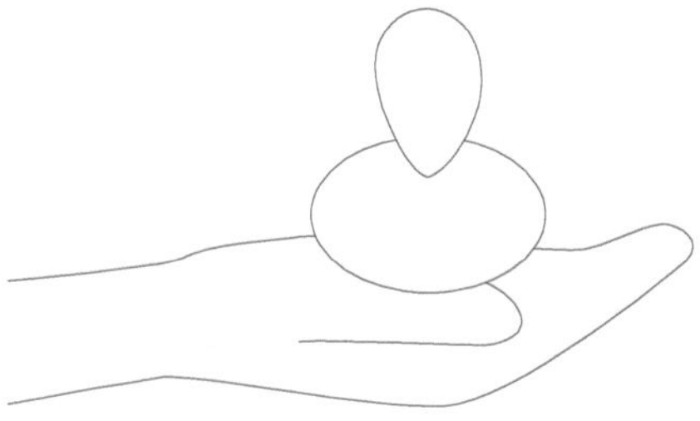

Ruhe bewahren

(3) Ruhe zu bewahren fällt bei der Kindererziehung manchmal nicht leicht. Hierbei besteht die Kunst darin, die Momente zu erkennen, in denen Ruhe bewahren hilft und sie von denen zu unterscheiden, in denen Sie aktiv werden müssen. Wichtig ist, dass Sie sich in den Momenten **bewusst** entscheiden.
- Wie könnte eine Postkarte aussehen, die Sie an Gelassenheit und Ruhe erinnert?
- Haben Sie einen Lieblingsurlaubsort, den Sie mit Ruhe verbinden?
- Vielleicht ist es ein Ort oder eine Stadt?
- Ein Raum? Oder ein Ausflugsziel?

Sie können Ihrer persönlich gestaltete Postkarte sichtbar in Ihrer Wohnung aufhängen. Sie kann Sie daran erinnern, Symptome nicht voreilig im Internet zu recherchieren. Es kann Sie aber daran erinnern, dass Sie zum Wohl Ihre Kindes Symptome bei Fachleuten abklären lassen. Das zu tun, macht Sie nicht zu schlechten Eltern, sondern zu fürsorglichen Bezugspersonen, die rechtzeitig einem Fortschreiten einer psychischen Erkrankung vorbeugen, aber gleichzeitig das Verhalten eines Kindes auf Grundlage von Informationen aus dem Internet nicht pathologisieren.

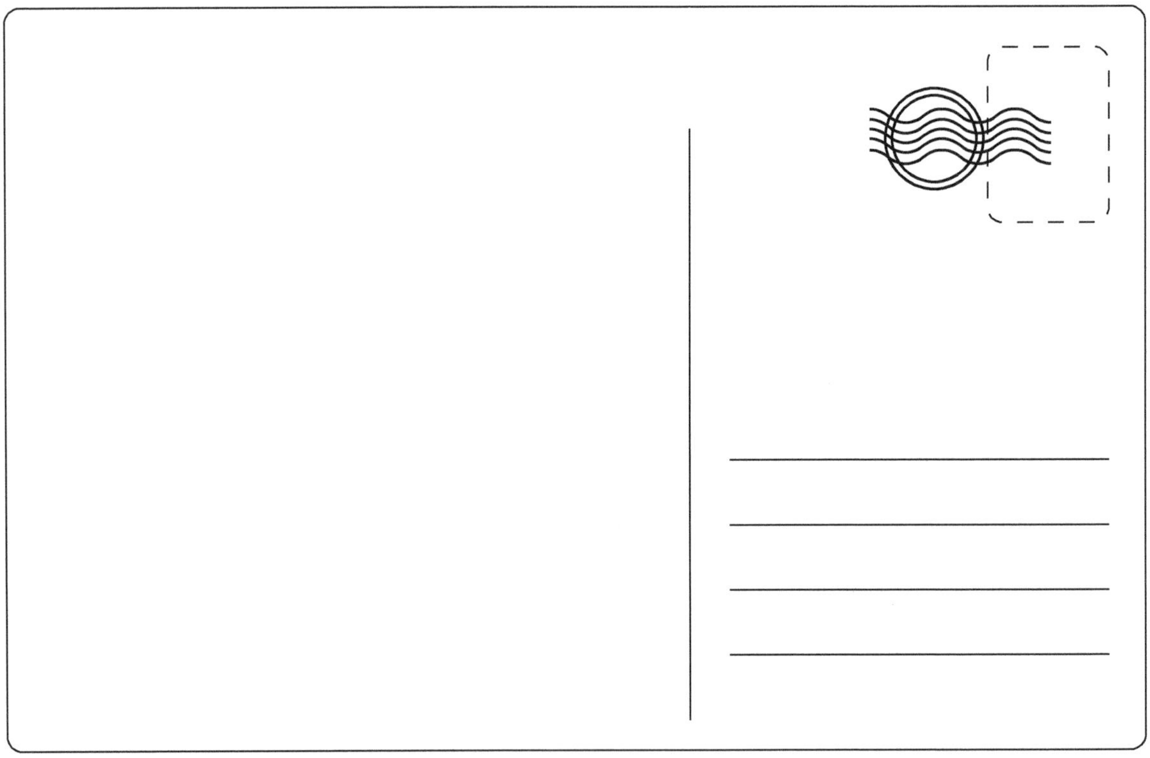

Literatur

Ambrosi-Randi, N. (2000). Perception of current and ideal body size in preschool age children. Perceptual and Motor Skills, 90(3), 885–889.

Baumeister, R. F., & Leary, M. R. (1995). The need to belong: Desire for interpersonal attachments as a fundamental human motivation. Psychological Bulletin, 117, 497– 529.

Berg, J. (2000). Selbstbehauptungskurse für Kinder KIDO-Der Weg für Kids. Arbeitsstelle Kinder- und Jugendkriminalitätsprävention (Hrsg.): Wider die Ratlosigkeit im Umgang mit Kinderdelinquenz. Präventive Ansätze und Konzepte. München 2000.

Bergström, A., Okong, P., & Ransjö-Arvidson, A. B. (2007). Immediate maternal thermal response to skin-to-skin care of newborn. Acta Paediatrica, 96(5), 655–658.

Buhlmann, U., Etcoff, N. L., & Wilhelm, S. (2006). Emotion recognition bias for contempt and anger in body dysmorphic disorder. Journal of psychiatric research, 40(2), 105-111.

Buhlmann, U., Cook, L. M., Fama, J. M., & Wilhelm, S. (2007). Perceived teasing experiences in body dysmorphic disorder. Body image, 4(4), 381–385.

Buhlmann, U., Glaesmer, H., Mewes, R., Fama, J. M., Wilhelm, S., Brähler, E., & Rief, W. (2010). Updates on the prevalence of body dysmorphic disorder: a population-based survey. Psychiatry research, 178(1), 171–175.

Buhlmann, U., Wilhelm, S., Glaesmer, H., Mewes, R., Brähler, E., & Rief, W. (2011). Perceived appearance-related teasing in body dysmorphic disorder: a population-based survey. International Journal of Cognitive Therapy, 4(4), 342–348.

Bun, C. J., Schwiebbe, L., Schütz, F. N., Bijlsma-Schlösser, J. F., & Hirasing, R. A. (2012). Negative body image and weight loss behaviour in Dutch school children. The European Journal of Public Health, 22(1), 130–133.

Carter, C. S. (1998). Neuroendocrine perspectives on social attachment and love. Psychoneuroendocrinology, 23(8), 779–818.

Cash, T. F. (1990). The psychology of physical appearance: Aesthetics, attributes, and images. In T. F. Cash & T. Pruzinsky (Eds.), Body images: Development, deviance, and change (pp. 51–79). New York: Guilford Press.

Cash, T. F. (1995). Developmental teasing about physical appearance: Retrospective descriptions and relationships with body image. Social Behavior and Personality: an international journal, 23(2), 123–130.

Cash, T. F. (2004). Body image: Past, present, and future. Body Image, 1(1), 1–5.

Chua, T. H. H., & Chang, L. (2016). Follow me and like my beautiful selfies: Singapore teenage girls' engagement in self-presentation and peer comparison on social media. Computers in human behavior, 55, 190–197.

Cohen, R., Newton-John, T., & Slater, A. (2018). ›Selfie‹-objectification: The role of selfies in self-objectification and disordered eating in young women. Computers in Human Behavior, 79, 68–74.

Dalbye, R., Calais, E., & Berg, M. (2011). Mothers' experiences of skin-to-skin care of healthy full-term newborns–A phenomenology study. Sexual & Reproductive Healthcare, 2(3), 107–111.

Dion, J., Hains, J., Vacho, P., Plouffe, J., Laberge, L., Perron, M., McDuff, P., Kalinova, E. & Leone, M. (2016). Be thinner or larger? Correlates of body dissatisfaction in a large sample of French-Canadian children. The Journal of Pediatrics, 171, 202–207.

Dittmar, H., Halliwell, E., & Ive, S. (2006). Does Barbie make girls want to be thin? The effect of experimental exposure to images of dolls on the body image of 5-to 8-year-old girls. Developmental psychology, 42(2), 283–292.

Ditzen, B., Schaer, M., Gabriel, B., Bodenmann, G., Ehlert, U., & Heinrichs, M. (2009). Intranasal oxytocin increases positive communication and reduces cortisol levels during couple conflict. Biological psychiatry, 65(9), 728–731.

Ehrensaft, D., Giammattei, S. V., Storck, K., Tishelman, A. C., & Keo-Meier, C. (2018). Prepubertal social gender transitions: What we know; what we can learn – a view from a gender affirmative lens. International Journal of Transgenderism, 19(2), 251–268.

Ehrensaft, D. (2020). Treatment paradigms for prepubertal children. In M. Forcier, G. Van Schalkwyk, & J. L. Turban (Eds.), Pediatric gender identity: Gender-affirming care for transgender & gender diverse youth (pp. 171–185). Springer International Publishing.

Gobin, R. L. (2021). Das kleine Buch der Selbstfürsorge: Mit Stress umgehen lernen, Ängste reduzieren und Wohlbefinden fördern. Paderborn: Junfermann Verlag.

Gray, L., Watt, L., & Blass, E. M. (2000). Skin-to-skin contact is analgesic in healthy newborns. Pediatrics, 105(1), e14–e14.

Gross, J. J. (Ed.). (2007). Handbook of emotion regulation. New York: Guilford.

Hartmann, A. S., Thomas, J. J., Greenberg, J. L., Elliott, C. M., Matheny, N. L., & Wilhelm, S. (2015). Anorexia nervosa and body dysmorphic disorder: A comparison of body image concerns and explicit and implicit attractiveness beliefs. Body Image, 14, 77–84.

Heinrichs, M., Baumgartner, T., Kirschbaum, C., & Ehlert, U. (2003). Social support and oxytocin interact to suppress cortisol and subjective responses to psychosocial stress. Biological psychiatry, 54(12), 1389–1398.

Kabat-Zinn, J. (2003). Mindfulness-Based Interventions in Context: Past, Present, and Future. Clinical Psychology: Science and Practice, 10(2), 144–156.

Killen, J. D., Taylor, C. B., Hayward, C., Haydel, K. F., Wilson, D. M., Hammer, L., et al. (1996). Weight concerns influence the development of eating disorders: A 4-year prospective study. Journal of Consulting & Clinical Psychology, 64, 936–940.

Kollei, I., & Martin, A. (2010a). Körperdysmorphe Störung. Psychotherapeut, 55(2), 153–166.

Kollei, I., & Martin, A. (2010b). Body dysmorphic disorder: Symptoms, diagnosis and treatment. Psychotherapeut, 55, 153-166.

Kollei, I., Brunhoeber, S., Rauh, E., Zwaan, M. de, & Martin, A. (2012). Body image, emotions and thought control strategies in body dysmorphic disorder compared to eating disorders and healthy controls. Journal of psychosomatic research, 72(4), 321–327.

Kollei, I., & Martin, A. (2014). Body-related cognitions, affect and post-event processing in body dysmorphic disorder. Journal of behavior therapy and experimental psychiatry, 45(1), 144–151.

Leary, M. R. (1999). The social and psychological importance of self-esteem. In R. M. Kowalski & M. R. Leary (Eds.), The social psychology of emotional and behavioral problems: Interfaces of social and clinical psychology (pp. 197–221). Washington, DC: American Psychological Association.

Ledley, D. R., Storch, E. A., Coles, M. E., Heimberg, R. G., Moser, J., & Bravata, E. A. (2006). The relationship between childhood teasing and later interpersonal functioning. Journal of Psychopathology and Behavioral Assessment, 28, 33–40.

Littleton, H. L., Ollendick, T. (2003). Negative body image and disordered eating behavior in children and adolescents: What places youth at risk and how can these problems be prevented? Clinical Child Family Psychology, 6, 51–66.

Locke, E. A., & Latham, G. P. (2002). Building a practically useful theory of goal setting and task motivation: A 35-year odyssey. American psychologist, 57(9), 705–717.

Martin, A. & Svaldi, J. (2015). Körperbild und Körperbildstörungen. Psychotherapeut, 60(6), 475–476.

Menzel, J. E., Schaefer, L. M., Burke, N. L., Mayhew, L. L., Brannick, M. T., & Thompson, J. K. (2010). Appearance-related teasing, body dissatisfaction, and disordered eating: A meta-analysis. Body image, 7(4), 261–270.

Mullen, G., Dowling, C., Doyle, J., & O'Reilly, G. (2020). Experiences of compassion focused therapy in eating disorder recovery: A qualitative model. Counselling and Psychotherapy Research, 20(2), 248–262.

Neumann, I. D., Krömer, S. A., Toschi, N., & Ebner, K. (2000). Brain oxytocin inhibits the (re) activity of the hypothalamo–pituitary–adrenal axis in male rats: involvement of hypothalamic and limbic brain regions. Regulatory peptides, 96(1–2), 31–38.

Onaka, T. (2004). Neural pathways controlling central and peripheral oxytocin release during stress. Journal of neuroendocrinology, 16(4), 308–312.

Phillips, K.A., 2001. Body dysmorphic disorder. In: Oldham, J.M., Riba, M.B. (Series Eds.), Phillips, K.A. (Vol. Ed.), Somatoform and Factitious Disorders (pp. 67–94). Washington, DC: American Psychiatric Publishing.

Phillips, K. A. (2005). The broken mirror: understanding and treating body dysmorphic disorder. New York: Oxford University Press.

Probst, M., Majeweski, M. L., Albertsen, M. N., Catalan-Matamoros, D., Danielsen, M., De Herdt, A. & Vancampfort, D. (2013). Physiotherapy for patients with anorexia nervosa. Advances in Eating Disorders: Theory, Research and Practice, 1(3), 224–238.

Radzik, M. (2008). Psychosocial development in normal adolescents. Adolescent health care: A practical guide, 27–31.

Rautio, D., Jassi, A., Krebs, G., Andrén, P., Monzani, B., Gumpert, M. & Mataix-Cols, D. (2020). Clinical characteristics of 172 children and adolescents with body dysmorphic disorder. European Child & Adolescent Psychiatry, 1–12.

Ricciardelli, L. A., McCabe, M. P., & Banfield, S. (2000). Body image and body change methods in adolescent boys: Role of parents, friends and the media. Journal of psychosomatic research, 49(3), 189–197.

Richards, K. C., Campenni, C., & Muse-Burke, J. L. (2010). Self-care and well-being in mental health professionals: The mediating effects of self-awareness and mindfulness. Journal of Mental Health Counseling, 32(3), 247–264.

Ryding, F. C. & Kuss, D. J. (2020). The use of social networking sites, body image dissatisfaction, and body dysmorphic disorder: A systematic review of psychological research. Psychology of Popular Media, 9(4), 412–435.

Sameroff, A. (2010). A unified theory of development: a dialectic integration of nature and nurture. Child Development, 81, 6–22.

Schieber, K., & Martin, A. (2016). Die körperdysmorphe Störung: aktuelle Entwicklungen zu Diagnostik, Störungswissen und Therapie. Psych up2date, 10 (01), 31–42.

Schulte-Abel B, Testera Borelli C, Schär C, Schneiter Q (2013) Gesundes Körperbild – healthy body image. Gesundheitsförderung Schweiz, Arbeitspapier 3:35

Stice, E. (2001). A prospective test of the dual pathway model of bulimic pathology: Mediating effects of dieting and negative affect. Journal of Abnormal Psychology, 110, 124–135.

Stice, E. (2002). Risk and maintenance factors for eating pathology: A meta-analytic review. Psychological Bulletin, 128, 825–848.

Storch, M., Cantieni, B., Hüther, G. & Tschacher, W. (2006). Embodiment. Die Wechselwirkung von Körper und Psyche verstehen und nutzen. Bern: Huber.

Strack, F., Martin, L. L. & Stepper, S. (1988). Inhibiting and facilitating conditions of the human smile: A nonobtrusive test of the facial feedback hypothesis. Journal of Personality and Social Psychology, 54(1), 768–776.

Svaldi, J., Griepenstroh, J., Tuschen-Caffier, B., & Ehring, T. (2012). Emotion regulation deficits in eating disorders: a marker of eating pathology or general psychopathology?. Psychiatry research, 197(1–2), 103–111.

Tatangelo, G., McCabe, M., Mellor, D., & Mealey, A. (2016). A systematic review of body dissatisfaction and sociocultural messages related to the body among preschool children. Body image, 18, 86–95.

Van Den Berg, P. A., Mond, J., Eisenberg, M., Ackard, D., & Neumark-Sztainer, D. (2010). The link between body dissatisfaction and self-esteem in adolescents: Similarities across gender, age, weight status, race / ethnicity, and socioeconomic status. Journal of Adolescent Health, 47(3), 290–296.

Veale, D., Kinderman, P., Riley, S., & Lambrou, C. (2003). Self-discrepancy in body dysmorphic disorder. British Journal of Clinical Psychology, 42(2), 157–169.

Veale, D., & Neziroglu, F. (2010). Body dysmorphic disorder: A treatment manual. Hoboken, New Jersey: John Wiley & Sons.

Wood, K. C., Becker, J. A., & Thompson, J. K. (1996). Body image dissatisfaction in preadolescent children. Journal of Applied Developmental Psychology, 17, 85–100.

Wustmann, C. (2004). Resilienz. Widerstandsfähigkeit von Kindern in Tageseinrichtungen fördern. Weinheim: Beltz.

Bildnachweis

S. 19: Pinsel und Stifte, FrankRamspott; S.21, S,136, S. 137, S. 138, S. 159: Handy, SANALRENK; S. 23: Leinwand, uta9ma; S. 24: Strichmännchen, Zdenek Sasek; S. 26, S. 170: Bergziel, Volha Kratkouskaya; S. 27: Pfeileschild, timonko; S. 29: Menschenkreis, PUJI RAHAYU; S. 30: Briefmarke, Iryna Sklepovych; S. 31: Falschenpost, Elena Ryzhenkova; S. 32: Auge, Nase, Mund, Ohr, DivVector; S. 32: Lineal, Turac Novruzova; S.32: Frisur, Bigmouse108; S. 34: Küken, Andrea_Hill; S. 35: Giraffe, Oksana Stepova; S. 42: Feder, 4ndrei; S.43, S.155: Händedruck, Budi yanto; S. 45: Sonne, Vitalii Barida; S. 45: Wolke, LuckyStep48; S. 45: Blitz, sergeichekman; S. 47: Flamingo Naddiya; S. 49: Feder, Tatsiana Kuryanovich; S. 49: Igel, Mateusz Atroszko; S. 54: Männchen, Stocknick; S. 56: Fässer, 3D_generator; S. 63: Mauer, ThreeDiCube; S. 65: Medaille, MAKSYM MALCEV; S. 67: Schmetterling, Vitalii Barida; S. 71: Kreis, Thoth_Adan; S. 72: Paragraphen, muuraa; S. 76: Farbpalette, Olga Ubirailo; S. 78, S. 79: Sanduhr, Seva Petrov; S. 80: Filmrolle, Olga Ubirailo; S. 80: Filmband, mifaso; S. 82: Ballonpusten, Kamila Baimukasheva; S. 83: Ballons, colematt; S. 84: Fernrohr, Anna Matviienko; S. 85: Fernglas, Fidan; S. 86, S. 87, S.100: Körper, tibori; S. 88, S. 119: Zettel, Devita ayu Silvianingtyas; S. 89: Lineal, Bogdan Populov; S. 94: Herd, bgblue; S. 95: Tennisball, words potrayal; S. 96: Tennisschläger, Maksym Rudoi; S. 97: Taschenlampe, emrVectors; S. 99: Sonnenuntergang, Maksym Drozd; S. 103: Brückenbilder, Zdenek Sasek; S. 106: Giraffe, piyaphun; S. 111: Stopphand, Akiko Maki; S. 112: Flügel, Designer_things; S. 113: Hände, wowwa; S. 114, S. 134: Selbstumarmung, Lucie Kasparova; S. 116: Team, Tetiana Garkusha; S. 118, S. 139: Apfel, A Mokhtari; S. 199: Mülleimer, owattaphotos; S. 123: Anker, Passakorn_14; S. 125: Boot, Olesya hesnokova; S. 126: Schmetterling, danang setyo nugroho; S. 129, S. 157: Fingerabdruck, simplicity4u; S. 132: Hand Arkadivna; S. 133: Fußabdruck, Serhii Brovko; S. 135: Wellen, elfiny; S. 139: Apfelbaum, Svetlana Semionova; S. 140: Giraffenkopf, Kositskaya Olga; S. 148: Nase, Mund, Hand, Ohr, Hand, ilya Babii; S. 150: Pusteblume, Olha Pohorielova; S. 151: Notenschlüssel, arcady_31; S.152: Maulwurf, Bullet_Chained; S. 153: Elefant, bartamarabara; S. 154: Hände, Turac Novruzova; S. 158: Springmännchen, bubaone; S. 167: Verzweifelt, Anna Semenchenko; S. 167: Zielscheibe, ngupakarti; S. 168: Fässer, Antti Heikkinen; S. 169: Regenbogen Vladimir Kolesnikov